Inhalt

1. Einführung ... 8

2. Phänotypischer Ansatz für Kardiomyopathien ... 10
2.1 Definitionen ... 12
2.2 Phänotypen der Kardiomyopathie ... 12
2.2.1 Hypertrophe Kardiomyopathie ... 12
2.2.2 Dilatative Kardiomyopathie ... 13
2.2.3 Nicht-dilatative linksventrikuläre Kardiomyopathie ... 13
2.2.4 Arrhythmogene rechtsventrikuläre Kardiomyopathie ... 13
2.2.5 Restriktive Kardiomyopathie ... 13

3. Integriertes Patientenmanagement ... 15

4. Der Patientenpfad ... 16
4.1 Klinische Präsentation und Erstuntersuchung ... 16
4.2 Elektrokardiographie (EKG) ... 17
4.3 Laboruntersuchungen ... 17
4.4 Multimodale Bildgebung ... 18
4.4.1 Allgemeine Überlegungen ... 18
4.4.2 Echokardiographie ... 20
4.4.3 Magnetresonanztomographie ... 20
4.4.4 Computertomographie und nuklearmedizinische Techniken ... 24
4.4.5 Endomyokardiale Biopsie ... 25
4.5 Genetische Diagnostik und Beratung ... 25
4.5.1 Genetische Diagnostik ... 25
4.5.2 Genetische Beratung ... 27
4.6 Diagnostischer Ansatz für pädiatrische Patienten ... 32
4.7 Allgemeine Behandlungsgrundsätze ... 34
4.7.1 Bewertung der Symptome ... 34
4.7.2 Herztransplantation ... 34
4.7.3 Linksventrikuläre Unterstützungssysteme ... 34
4.7.4 Behandlung von Herzrhythmusstörungen ... 35
4.7.5 Implantierbarer Kardioverter-Defibrillator ... 38
4.7.6 Routinemäßige Nachsorge von Patienten mit einer Kardiomyopathie ... 41
4.8 Familienscreening und Nachuntersuchung von Angehörigen ... 42
4.9 Psychologische Unterstützung für Kardiomyopathie-Patienten und Familienmitglieder ... 44

5. Spezifische Phänotypen der Kardiomyopathien 45
5.1 Hypertrophe Kardiomyopathie 45
5.1.1 Echokardiographie 45
5.1.2 Kardiale Magnetresonanztomographie 47
5.1.3 Behandlung von Symptomen und Komplikationen 47
5.1.4 Medikamentöse Therapie 49
5.1.5 Invasive Behandlung des linksventrikulären Ausflusstrakts 51
5.1.6 Herzinsuffizienz und belastungsabhängige Brustschmerzen 56
5.1.7 Prävention des plötzlichen Herztodes 56
5.2 Dilatative Kardiomyopathie 63
5.2.1 Prävention des plötzlichen Herztodes 63
5.3 Nicht-dilatative linksventrikuläre Kardiomyopathie 66
5.3.1 Diagnose 66
5.3.2 Prävention des plötzlichen Herztodes 66
5.4 Arrhythmogene rechtsventrikuläre Kardiomyopathie 68
5.4.1 Diagnose 68
5.4.2 Behandlung 68
5.4.3 Prävention des plötzlichen Herztodes 69
5.5 Restriktive Kardiomyopathie 70
5.5.1 Behandlung 70
5.6 Syndromale und metabolische Kardiomyopathien 73
5.6.1 Morbus Fabry 73
5.7 Amyloidose 75
6. Weitere Empfehlungen 77
6.1 Empfehlungen zur körperlichen Aktivität bei Patienten mit einer Kardiomyopathie 77
6.2 Familienplanung und Schwangerschaft 79
6.3 Empfehlungen für nicht-kardiale Operationen 80
7. Leben mit Kardiomyopathie: Ratschläge für Patienten 81
8. Komorbiditäten und kardiovaskuläre Risikofaktoren bei Kardiomyopathien 81

Abkürzungen und Akronyme

^{18}F-FDG-PET	Fluordesoxyglucose-Positronenemissionstomographie
2D	2-dimensional
3D	3-dimensional
α-Gal A	alpha-Galactosidase A
AAD	antiarrhythmische Medikamente/Antiarrhythmikum (antiarrhythmic drug)
ACE-I	ACE-Hemmer (Angiotensin-Converting-Enzym-Inhibitor)
ACM	arrhythmogene Kardiomyopathie
AF	Vorhofflimmern (atrial fibrillation)
AL	Leichtketten-Amyloidose (amyloid light chain)
ALT	Alanin-Aminotransferase
ALVC	arrhythmogene linksventrikuläre Kardiomyopathie
ARB	Angiotensin-Rezeptor-Blocker
ARNI	Angiotensin-Rezeptor-Neprilysin-Inhibitor
ARVC	arrhythmogene rechtsventrikuläre Kardiomyopathie
ASA	Alkoholseptumablation
AST	Aspartat--Aminotransferase
ATPase	Adenosintriphosphatase
ATTR	Transthyretin-Amyloidose
ATTRv	Variante der Transthyretin-Amyloidose
ATTRwt	Wildtyp-Transthyretin-Amyloidose
AV	atrioventrikulär
b.p.m.	Schläge pro Minute (beats per minute)
CMP	Kardiomyopathie
CMR	kardiale Magnetresonanztomographie
CRT	kardiale Resynchronisationstherapie
CT	Computertomographie
CTCA	computertomographische Koronarangiographie (computed tomography coronary angiography)
DCM	dilatative Kardiomyopathie
DES	medikamentenfreisetzender Stent (drug eluting stent)
DPD	3,3-Diphosphono-1,2-propandicarbonsäure
DSP	Desmoplakin
ECV	extrazelluläres Volumen
EF	Ejektionsfraktion
EKG	Elektrokardiogramm
EMB	Endomyokardbiopsie

EMF	endomyokardiale Fibrose
FLNC	Filamin C
Gb3	Globotriaosylceramid
GDMT	Leitliniengerechte medikamentöseTherapie (guideline-directed medical therapy)
GSD	Glykogenspeicherkrankheit (glycogen storage disease)
HCM	hypertrophe Kardiomyopathie
HF	Herzinsuffizienz (heart failure)
HMDP	Hydroxymethylendiphosphonat
ICD	implantierbarer Kardioverter/Defibrillator
KHK	Koronare Herzkrankheit
LA	linker Vorhof (left atrium)
LGE	Late Gadolinium Enhancement
LMNA	Lamin A/C
LMWH	niedermolekulares Heparin (low molecular weight heparin)
LSK	lysosomale Speicherkrankheit
LV	linksventrikulär
LVEF	linksventrikuläre Ejektionsfraktion
LVH	linksventrikuläre Hypertrophie
LVOTO	linksventrikuläre Ausflusstraktobstruktion (left ventricular outflow tract obstruction)
Lyso-Gb3	Globotriaosylsphingosin
MCS	mechanische Kreislaufunterstützung (mechanical circulatory support)
MGUS	monoklonale Gammopathie unklarer Signifikanz
MRA	Mineralokortikoidrezeptorantagonisten
MV	Mitralklappe (mitral valve)
MYH7	schwere Myosinkette 7
NCS	nicht-kardiale Operation (non-cardiac surgery)
NDLVC	nicht-dilatative linksventrikuläre Kardiomyopathie
NSML	Noonan-Syndrom mit multiplen Lentigenes
NSVT	nicht-anhaltende Kammertachykardie (non-sustained ventricular tachycardia)
NYHA	New York Heart Association
OMT	optimale medikamentöse Therapie
PES	programmierte elektrische Kammerstimulation (programmed electrical stimulation)
PET	Positronenemissionstomographie
P/LP	pathogen/wahrscheinlich pathogen (pathogenic/likely pathogenic)

PLN	Phospholamban
PRKAG2	γ2-regulatorische Untereinheit der 5'AMP-aktivierten Proteinkinase
PVR	Pulmonalgefäßwiderstand (pulmonary vascular resistance)
PYP	Pyrophosphat
QoL	Lebensqualität (quality of life)
RMB20	RNA-binding motif protein 20
RCM	restriktive Kardiomyopathie
RV	rechtsventrikulär
RVEF	rechtsventrikuläre Ejektionsfraktion
RVOTO	rechtsventrikuläre Ausflusstraktobstruktion (right ventricular outflow tract obstruction)
RWMA	regionale Wandbewegungsstörungen (regional wall motion abnormality)
SAM	systolische anteriore Bewegung der Mitralklappe (systolic anterior movement)
SCD	plötzlicher Herztod (sudden cardiac death)
SGLT2i	Natrium-Glucose-Cotransporter 2-Inhibitor (sodium-glucose co-transporter 2 inhibitor)
SMVT	anhaltende monomorphe Kammertachykardie (sustained monomorphic ventricular tachycardia)
TTE	transthorakale Echokardiographie
TMEM43	Transmembranprotein 43
VES	ventrikuläre Extrasystole(n)
VF	Kammerflimmern (ventricular fibrillation)
VKA	Vitamin-K-Antagonist(en)
VT	Kammertachykardie
VUS	Variante unklarer Signifikanz
WHO	Weltgesundheitsorganisation

1. Einführung

Die Europäische Gesellschaft für Kardiologie (European Society of Cardiology, ESC) hat vor kurzem eine umfassende Überprüfung der bestehenden medizinischen Evidenz im Zusammenhang mit Kardiomyopathien abgeschlossen. Die Empfehlungsklassen und Evidenzgrade wurden gemäß den in Tabelle 1 und Tabelle 2 aufgeführten Definitionen bewertet und eingestuft.

Diese Pocket-Leitlinie fasst Informationen zur klinischen Versorgung zusammen, die aus der Leitlinien-Langfassung stammen. Weitere Einzelheiten finden Sie in der veröffentlichten Langfassung der Leitlinie, die unter www.escardio.org/guidelines verfügbar ist.

Dies ist eine neue Leitlinie und keine Aktualisierung bestehender Leitlinien, mit Ausnahme des Abschnitts zur hypertrophen Kardiomyopathie (HCM), in dem eine gezielte Aktualisierung der ESC-Leitlinien von 2014 zur Diagnose und Behandlung der hypertrophen Kardiomyopathie vorgenommen wurde. Ziel ist es, einen Leitfaden für den diagnostischen Ansatz bei Kardiomyopathien bereitzustellen, allgemeine Bewertungs- und Behandlungsfragen hervorzuheben und den Leser auf die relevante Evidenzbasis für die Empfehlungen hinzuweisen. Die zentrale Abbildung (Abbildung 1) hebt die wichtigsten Aspekte bei der Bewertung und Behandlung von Kardiomyopathien hervor, die in dieser Leitlinie behandelt werden.

Abbildung 1: Zentrale Abbildung. Wichtige Aspekte bei der Bewertung und Behandlung von Kardiomyopathien.

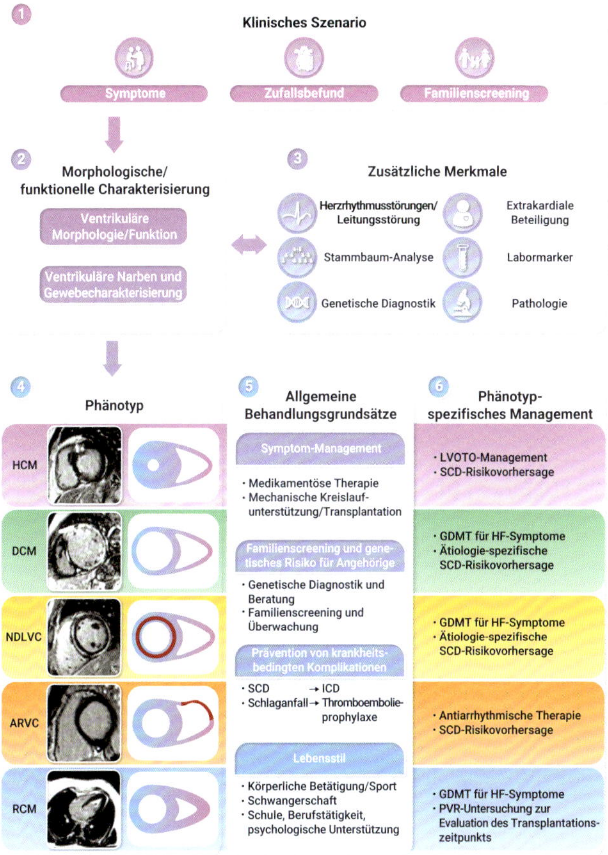

ARVC = arrhythmogene rechtsventrikuläre Kardiomyopathie; CMR = kardiale Magnetresonanztomographie; DCM = dilatative Kardiomyopathie; GDMT = leitliniengerechte medikamentöse Therapie; HCM = hypertrophe Kardiomyopathie; HF = Herzinsuffizienz; ICD = implantierbarer Kardioverter/Defibrillator; LVOTO = linksventrikuläre Ausflusstraktobstruktion; MCS = mechanische Kreislaufunterstützung; NDLVC = nicht-dilatative linksventrikuläre Kardiomyopathie; PVR = Pulmonalgefäßwiderstand; RCM = restriktive Kardiomyopathie; SCD = plötzlicher Herztod.

2. Phänotypischer Ansatz für Kardiomyopathien

Im Jahr 2008 hatte die ESC ein pragmatisches System für die klinische Beschreibung von Kardiomyopathien vorgeschlagen, bei dem der historische Schwerpunkt auf der Morphologie und Funktion der Herzkammern liegt, während die ätiologische Vielfalt durch die Unterteilung in genetische und nicht genetische Subtypen hervorgehoben wird. Seitdem hat sich das Wissen über Kardiomyopathien durch die Anwendung neuer bildgebender und molekularer Technologien erheblich erweitert.

Die Task Force kam zu dem Schluss, dass ein einziges Klassifizierungssystem, das alle möglichen Krankheitsursachen und jedes klinische Szenario umfasst, ein Ziel bleibt, das außerhalb des Rahmens dieser klinischen Leitlinie liegt. Stattdessen aktualisierte die Task Force die bestehende klinische Klassifikation, um neue phänotypische Beschreibungen aufzunehmen und die Terminologie zu vereinfachen, während sie gleichzeitig einen konzeptionellen Rahmen für Diagnose und Behandlung bereitstellt. Diese Nomenklatur veranlasst Kliniker, die Kardiomyopathie als Ursache für verschiedene klinische Erscheinungsformen (z. B. Arrhythmie, Herzinsuffizienz) zu betrachten und konzentriert sich auf morphologische und funktionelle Merkmale des Myokards (Abbildung 2).

Der Grundgedanke dieser Leitlinie ist, dass die Ätiologie für die Behandlung von Patienten mit Herzmuskelerkrankungen von entscheidender Bedeutung ist und dass eine sorgfältige und konsistente Beschreibung des morphologischen und funktionellen Phänotyps ein entscheidender erster Schritt auf dem Weg zur Diagnose ist, während die endgültige Diagnose idealerweise neben dem Phänotyp auch die Ätiologie beschreibt.

Abbildung 2: Klinischer Diagnoseablauf bei Kardiomyopathie.

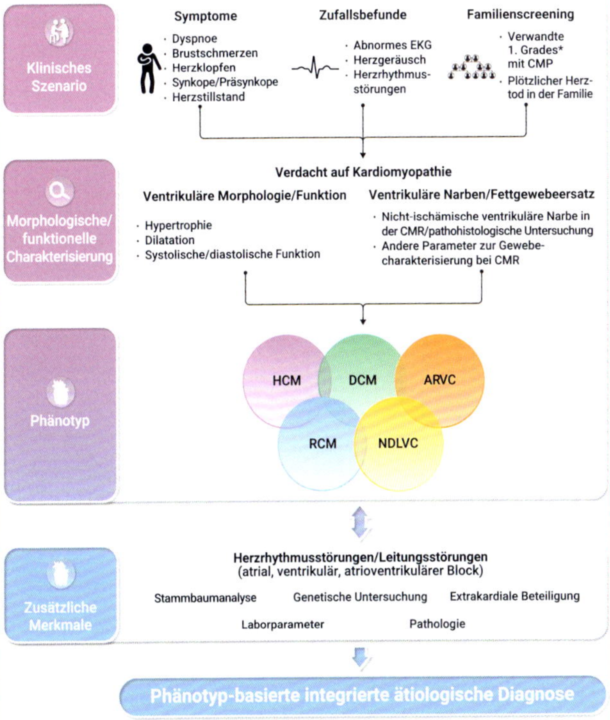

ARVC = arrhythmogene rechtsventrikuläre Kardiomyopathie; CMP = Kardiomyopathie; CMR = kardiale Magnetresonanztomographie; DCM = dilatative Kardiomyopathie; EKG = Elektrokardiogramm; HCM = hypertrophe Kardiomyopathie; NDLVC = nicht-dilatative linksventrikuläre Kardiomyopathie; RCM = restriktive Kardiomyopathie.

* Abweichend vom sonstigen deutschen Sprachgebrauch sind hierin auch Geschwister eingeschlossen.

2.1 Definitionen

Eine Kardiomyopathie wird definiert als „eine Herzmuskelerkrankung, bei der der Herzmuskel strukturell und funktionell von der Norm abweicht, ohne dass eine Koronare Herzkrankheit (KHK), Bluthochdruck, eine Herzklappenerkrankung oder eine angeborene Herzerkrankung vorliegt, die ausreicht, um die beobachtete myokardiale Auffälligkeit zu verursachen". Diese Definition gilt sowohl für Kinder als auch für Erwachsene und stellt keine a priori Annahmen über die Ätiologie (die familiär/genetisch oder erworben sein kann) oder die Myokardpathologie auf. Die wichtigste Neuerung ist die spezifische Einbeziehung von Merkmalen zur Charakterisierung des Herzmuskelgewebes, einschließlich nicht ischämischer ventrikulärer Vernarbung oder Ersatz des Myokards durch fibrolipomatöses Gewebe, die mit oder ohne ventrikuläre Dilatation, Wandbewegungsstörungen oder globale systolische oder diastolische Dysfunktion auftreten können.

Tabelle 3: Morphologische und funktionelle Merkmale, die zur Beschreibung von Kardiomyopathie-Phänotypen verwendet werden

Morphologische Merkmale
Ventrikelhypertrophie: links und/oder rechts
Ventrikeldilatation: links und/oder rechts
Nicht-ischämische ventrikuläre Narben und andere Merkmale des Herzmuskelgewebes in der kardialen Magnetresonanztomographie
Ventrikuläre diastolische Dysfunktion (restriktive Physiologie)
Funktionale Merkmale
Ventrikuläre systolische Dysfunktion (global, regional)
Ventrikuläre diastolische Dysfunktion (restriktive Physiologie)

2.2 Phänotypen der Kardiomyopathie

2.2.1 Hypertrophe Kardiomyopathie

Die hypertrophe Kardiomyopathie (HCM) ist definiert als das Vorhandensein einer erhöhten LV-Wanddicke (mit oder ohne RV-Hypertrophie) oder -masse, die nicht ausschließlich durch abnorme Belastungsbedingungen erklärt werden kann.

2.2.2 Dilatative Kardiomyopathie

Eine dilatative Kardiomyopathie (DCM) ist definiert als das Vorhandensein einer LV-Dilatation und einer globalen oder regionalen systolischen Dysfunktion, die nicht allein durch abnormale Belastungsbedingungen (z. B. Bluthochdruck, Klappenerkrankung) oder KHK erklärt werden kann.

2.2.3 Nicht-dilatative linksventrikuläre Kardiomyopathie

Der Phänotyp der nicht-dilatativen linksventrikulären Kardiomyopathie (NDLVC) ist definiert als das Vorhandensein einer nicht-ischämischen LV-Narbe oder Ersatz des Myokards durch fibrolipomatöses Gewebe unabhängig vom Vorhandensein globaler oder regionaler Wandbewegungsstörungen (RWMA), oder einer isolierten globalen LV-Hypokinesie ohne Narbenbildung.

Der NDLVC-Phänotyp kann Personen umfassen, deren Erkrankung bisher als DCM (aber ohne LV-Dilatation), arrhythmogene linksventrikuläre Kardiomyopathie (ALVC), linksdominante ARVC oder arrhythmogene DCM (aber oft ohne Erfüllung der diagnostischen Kriterien für ARVC) beschrieben wurde. Das Beispiel (Abbildung 3) zeigt, wie die Identifizierung eines NDLVC-Phänotyps eine Diagnostik auslösen sollte, die zu einer spezifischen Ätiologie mit Auswirkungen auf die Therapie führt.

2.2.4 Arrhythmogene rechtsventrikuläre Kardiomyopathie

Eine arrhythmogene rechtsventrikuläre Kardiomyopathie (ARVC) ist definiert als das Vorhandensein einer dominierenden RV-Dilatation und/oder Dysfunktion bei histologischer Beteiligung und/oder elektrokardiographischen Auffälligkeiten gemäß den veröffentlichten Kriterien.

2.2.5 Restriktive Kardiomyopathie

Eine restriktive Kardiomyopathie (RCM) ist definiert als restriktive Pathophysiologie des linken und/oder des rechten Ventrikels bei normalem oder reduziertem diastolischen Volumen (eines oder beider Ventrikel), normalem oder reduziertem systolischen Volumen und normaler Ventrikelwanddicke.

Abbildung 3: Arbeitsbeispiel für den Phänotyp der nicht-dilatativen linksventrikulären Kardiomyopathie.

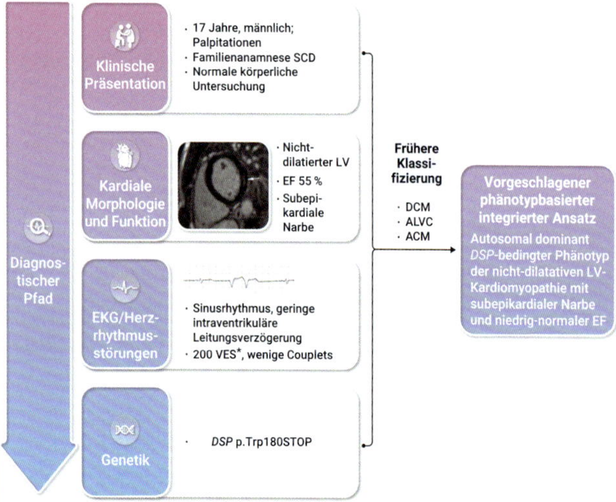

ACM = arrhythmogene Kardiomyopathie; ALVC = arrhythmogene linksventrikuläre Kardiomyopathie; DCM = dilatative Kardiomyopathie; DSP = Desmoplakin; EF = Ejektionsfraktion; EKG = Elektrokardiogramm; LV = linksventrikulär; NDLVC = nicht-dilatative linksventrikuläre Kardiomyopathie; SCD = plötzlicher Herztod; VES = ventrikuläre Extrasystole.

Beispiel des NDLVC-Phänotyps, das zeigt, wie eine systematische Diagnostik zur klinischen Phänotypisierung, ausgehend vom Erkennen eines klinischen Phänotyps und der Integration erweiterter phänotypischer Informationen und gezielter Diagnostik, einschließlich Gentests, verwendet werden kann, um zu hochspezifischen phänotypischen Beschreibungen zu gelangen, die in eine personalisierte Therapie münden können. In diesem Beispiel verwandelt sich die Diagnose von einer einfachen Kategorisierung in eine komplexe genetische Störung, die durch Myokardnarben und eine Neigung zu Herzrhythmusstörungen gekennzeichnet ist.

* Diese Angabe bezieht sich auf ein 24-Stunden-Langzeit-EKG.

3. Integriertes Patientenmanagement

Die Diagnose, Beurteilung und Behandlung von Patienten mit Kardiomyopathie erfordert einen koordinierten, systematischen und individuellen Behandlungspfad, der eine optimale Versorgung durch ein multidisziplinäres und fachkundiges Team ermöglicht. Ein gemeinsamer Betreuungsansatz zwischen Kardiomyopathie-Spezialisten und allgemeinen kardiologischen Zentren für Erwachsene und Kinder wird dringend empfohlen.

Abbildung 4: Multidisziplinäre Versorgung von Kardiomyopathie-Patienten.

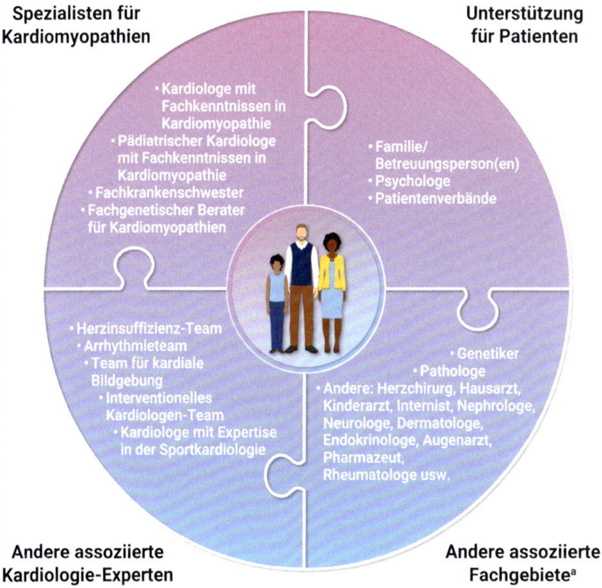

[a] Die Liste erhebt keinen Anspruch auf Vollständigkeit und stellt Beispiele für Fachgebiete dar, die bei der Versorgung von Kardiomyopathie-Patienten häufig zusammenwirken.

Empfehlungen für die Leistungsangebote durch multidisziplinäre Kardiomyopathie-Teams

Empfehlungen	Klasse	Evidenzgrad
Es wird empfohlen, dass alle Patienten mit einer Kardiomyopathie und ihre Angehörigen Zugang zu multidisziplinären Teams mit Expertise in der Diagnose und Behandlung von Kardiomyopathien haben.	I	C
Bei allen Jugendlichen mit einer Kardiomyopathie wird eine rechtzeitige und angemessene Vorbereitung auf den Übergang von der pädiatrischen zur Erwachsenenversorgung empfohlen, einschließlich gemeinsamer Konsultationen.	I	C

4. Der Patientenpfad

Die Identifizierung eines Kardiomyopathie-Phänotyps ist nur der Anfang des diagnostischen Prozesses und sollte eine systematische Suche nach der zugrunde liegenden Ätiologie auslösen, die genetisch oder erworben sein kann.

4.1 Klinische Präsentation und Erstuntersuchung

Patienten mit einer Kardiomyopathie können über verschiedene Wege Zugang zu Gesundheitsdiensten erhalten. Die Überweisung durch die hausärztliche Versorgung kann durch Symptome (am häufigsten Dyspnoe, Brustschmerzen, Herzklopfen, Synkopen) oder zufällige Befunde, z. B. ein abnormales Elektrokardiogramm (EKG), ausgelöst werden. Der an der Kardiomyopathie orientierte Ansatz basiert darauf, aus der Deutung klinischer und instrumenteller Befunde eine Vermutung zu gewinnen und schließlich eine phänotypbasierte ätiologische Diagnose zu stellen, die zu einer krankheitsspezifischen Behandlung führt. Die Identifizierung von diagnostischen Hinweisen oder „Red Flags" ist ein entscheidender Aspekt der Erstuntersuchung (Abbildung 2).

Empfehlungen für die Diagnostik von Kardiomyopathien

Empfehlungen	Klasse	Evidenzgrad
Es wird empfohlen, alle Patienten mit vermuteter oder nachgewiesener Kardiomyopathie einer systematischen Untersuchung mit einem multiparametrischen Ansatz zu unterziehen, der eine klinische Untersuchung, eine Stammbaumanalyse, ein EKG, Langzeit-EKG, Labortests und multimodale Bildgebung umfasst.	I	C
Es wird empfohlen, bei allen Patienten mit Verdacht auf eine Kardiomyopathie die Familienanamnese zu erheben und einen Stammbaum über drei bis vier Generationen zu erstellen, um die Diagnose zu unterstützen, Hinweise auf die zugrunde liegende Ätiologie zu erhalten, das Vererbungsmuster zu bestimmen und gefährdete Verwandte zu identifizieren.	I	C

EKG = Elektrokardiogramm.

4.2 Elektrokardiographie (EKG)

Das EKG ist oft unspezifisch; es gibt jedoch bestimmte Merkmale, die auf eine Ätiologie oder morphologische Diagnose hindeuten können, darunter der atrioventrikuläre Block (AV-Block), ein ventrikuläres Präexzitationsmuster, die Verteilung der Repolarisationsanomalien und hohe oder niedrige QRS-Potenziale.

4.3 Laboruntersuchungen

Eine Liste der empfohlenen Labortests bei Erwachsenen und Kindern ist in der Leitlinien-Langfassung (siehe Table 8 auf S. 3525) enthalten. Nach einer fachärztlichen Untersuchung sind bei Kindern häufig zusätzliche Tests zur Erkennung seltener metabolischer Ursachen erforderlich.

Empfehlungen für Laboruntersuchungen bei der Diagnose von Kardiomyopathien		
Empfehlungen	**Klasse**	**Evidenzgrad**
Bei allen Patienten mit vermuteter oder bestätigter Kardiomyopathie werden routinemäßige Labortests (der ersten Stufe) empfohlen[a], um die Ätiologie zu bestimmen, den Schweregrad der Krankheit zu beurteilen sowie zur Erkennung von extrakardialen Manifestationen und Beurteilung von sekundären Organfunktionsstörungen.	**I**	**C**
Bei Patienten mit einer Kardiomyopathie und extrakardialen Merkmalen sollten zusätzliche Tests[a] (der zweiten Stufe) erwogen werden, um nach einer fachärztlichen Untersuchung metabolische und syndromale Ursachen zu erkennen.	**IIa**	**C**

[a] Siehe Tabelle 8 in der Langfassung der ESC Guidelines.

4.4 Multimodale Bildgebung

4.4.1 Allgemeine Überlegungen

Nichtinvasive bildgebende Verfahren bilden das Rückgrat der Diagnose und der Nachsorge bei Patienten mit Kardiomyopathien und umfassen ultraschallbasierte Verfahren, kardiale MRT, Computertomographie (CT) und nuklearmedizische Verfahren wie Positronenemissionstomographie (PET) und Szintigraphie (Abbildung 5).

Abbildung 5: **Multimodale Bildgebung bei Kardiomyopathien.**

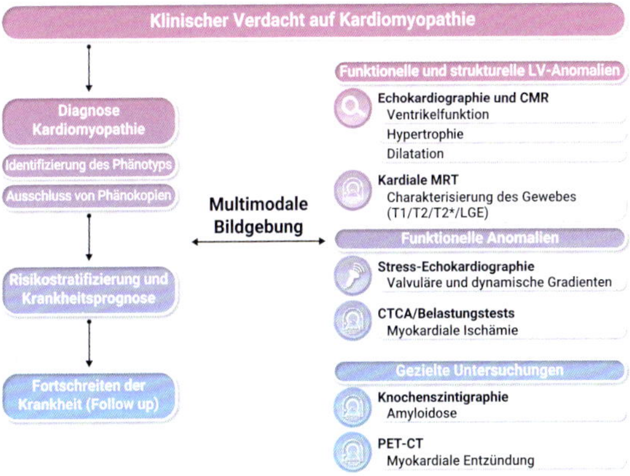

CMR = kardiale Magnetresonanztomographie; CTCA = computertomographische Koronarangiographie; LGE = Late Gadolinium Enhancement; LV = linksventrikulär; PET = Positronenemissionstomographie.

4.4.2 Echokardiographie

Ihre Nichtinvasivität und die flächendeckende Verfügbarkeit machen die Echokardiographie zum wichtigsten bildgebenden Instrument, von der Erstdiagnose bis zur Nachsorge.

Empfehlung zur echokardiographischen Untersuchung bei Patienten mit Kardiomyopathie

Empfehlung	Klasse	Evidenzgrad
Eine umfassende Bewertung der kardialen Dimensionen und der systolischen (global und regional) und diastolischen Funktion von LV und RV wird bei allen Patienten mit einer Kardiomyopathie bei der Erstuntersuchung sowie bei der Nachbeobachtung empfohlen, um das Fortschreiten der Erkrankung zu überwachen sowie die Risikostratifizierung und die Behandlung zu unterstützen.	I	B

LV = linksventrikulär; RV = rechtsventrikulär.

4.4.3 Magnetresonanztomographie

Die kardiale Magnetresonanztomographie (CMR) verbindet die Vorteile der Nichtinvasivität und der Unabhängigkeit vom Schallfenster mit der Möglichkeit der Gewebecharakterisierung. Die Ergebnisse der kardialen Magnetresonanztomographie können wichtige ätiologische Hinweise liefern (Abbildung 6), die sich möglicherweise therapeutisch auswirken (Tabelle 4), und sollten zusammen mit genetischen Untersuchungsergebnissen und anderen klinischen Merkmalen bewertet werden.

Tabelle 4: Häufig anzutreffende verwertbare Ergebnisse der multimodalen Bildgebung

Parameter/Befund	Konsequenz
RWMA in der Echokardiographie oder CMR	Verdacht auf begleitende KHK, Myokarditis, ARVC, NDLVC oder Sarkoidose
Systolische Beeinträchtigung in der Echokardiographie oder CMR	Risikobewertung bei DCM, NDLVC und ARVC; Bewertung der Wirksamkeit der Behandlung
Messung der Wanddicke mittels Echokardiographie oder CMR	Diagnose der HCM (wenn die Echokardiographie nicht eindeutig ist); Risikostratifizierung bei HCM
Diastolische Dysfunktion in der Echokardiographie	Erklärung für Symptome; Bewertung der Wirksamkeit der Behandlung
Größe des linken Vorhofs in der Echokardiographie	SCD-Risikovorhersage bei HCM; systematisches Screening auf AF bei Vergrößerung des linken Vorhofs
LVOTO bei HCM in der Ruhe-/Belastungsechokardiographie	Erklärung für Symptome, Therapie steuern
Nichtinvasive Bewertung des Lungendrucks	Erklärung für Symptome, Therapie steuern
Gewebecharakterisierung mittels CMR	Diagnose; Risikobewertung
Entzündung in der CMR oder ^{18}F-FDG-PET	Diagnose; Bewertung der Wirksamkeit der Behandlung bei entzündlichen Kardiomyopathien

^{18}F-FDG-PET = Fluordesoxyglucose-Positronenemissionstomographie; AF = Vorhofflimmern; ARVC = arrhythmogene rechtsventrikuläre Kardiomyopathie; CMR = kardiale Magnetresonanztomographie; DCM = dilatative Kardiomyopathie; HCM = hypertrophe Kardiomyopathie; KHK = Koronare Herzkrankheit; LVOTO = linksventrikuläre Ausflusstraktobstruktion; NDLVC = nicht-dilatative linksventrikuläre Kardiomyopathie; RWMA = regionale Wandbewegungsstörungen; SCD = plötzlicher Herztod.

Empfehlungen für die Indikation der kardialen Magnetresonanztomographie bei Patienten mit einer Kardiomyopathie

Empfehlungen	Klasse	Evidenzgrad
Eine kontrastverstärkte CMR wird bei der Erstuntersuchung von Patienten mit einer Kardiomyopathie empfohlen.	I	B
Eine kontrastverstärkte CMR sollte bei Patienten mit einer Kardiomyopathie während der Nachsorge erwogen werden, um das Fortschreiten der Krankheit zu überwachen sowie die Risikostratifizierung und Behandlung zu unterstützen.	IIa	C
Eine kontrastverstärkte CMR sollte bei Patienten mit kardialer Amyloidose, Morbus Fabry, Sarkoidose, entzündlichen Kardiomyopathien und Hämochromatose mit kardialer Beteiligung für die serielle Verlaufskontrolle und die Beurteilung des Therapieansprechens erwogen werden.	IIa	C
In Familien mit einer Kardiomyopathie, in denen eine krankheitsverursachende Variante identifiziert wurde, sollte bei genotyp-positiven/phänotyp-negativen Familienmitgliedern eine kontrastverstärkte CMR erwogen werden, um eine frühzeitige Diagnose zu sichern.	IIa	B
Bei familiärer Kardiomyopathie ohne genetische Diagnose kann eine kontrastverstärkte CMR bei phänotyp-negativen Familienmitgliedern erwogen werden, um eine frühzeitige Diagnose zu sichern.	IIb	C

CMR = kardiale Magnetresonanztomographie.

Abbildung 6: Beispiele für Merkmale der Gewebecharakterisierung in der kardialen Magnetresonanztomographie, die den Verdacht auf eine bestimmte Ätiologie nahe legen, gruppiert nach Kardiomyopathie-Phänotyp.

Phänotyp der Kardiomyopathie	Befund	Beispiele für kardiale CMR	Zu berücksichtigende spezifische Krankheiten
HCM	Inferolaterales LGE und konzentrische LVH Niedrige native T1-Relaxationszeit	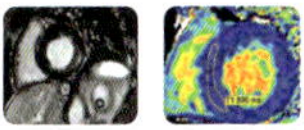	Morbus Fabry
	Diffuse subendokardiale LGE, Hohe native T1-Relaxationszeit	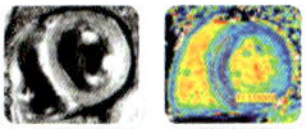	Amyloidose
	Fleckige mittlere myokardiale Wand in hypertrophierten Bereichen	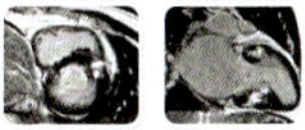	Sarkomerische HCM
DCM	Kurze T2-Relaxationszeit	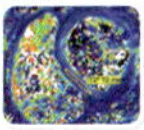	Hämochromatose
	Subepikardiales LGE	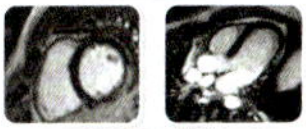	Postmyokarditis
	Epikardiales LGE der Seitenwand	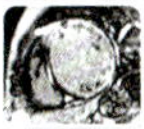	Dystrophinopathie
	Subepikardiales und mittmyokardiales LGE am basalen Septum +/- Ausdehnung in die inferolaterale Wand und RV-Insertionspunkte	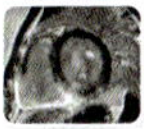	Sarkoidose
	Apikales transmurales LGE	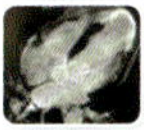	Chagas-Krankheit
NDLVC	Ringförmiges und/oder subepikardiales LGE-Muster	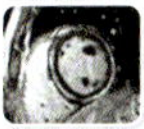	*DSP*-Varianten *FLNC*-Varianten *DES*-Varianten
	Septales mittmyokardiales LGE	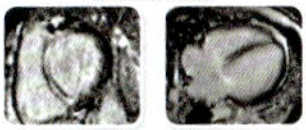	Laminopathie
ARVC	Fett und LGE (transmural RV plus subepikardial-mittmyokardiale LV freie Wand)	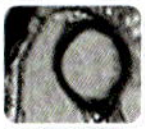	Desmosomale Varianten
RCM	Partielle apikale LV- oder RV-Obliteration + LGE auf endokardialer Ebene	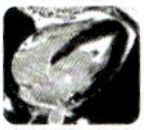	EMF/Hypereosinophilie

ARVC = arrhythmogene rechtsventrikuläre Kardiomyopathie; CMR = kardiale Magnetresonanztomographie; DCM = dilatative Kardiomyopathie; DES = medikamentenfreisetzender Stent; DSP = Desmoplakin; EMF = endomyokardiale Fibrose; FLNC = Filamin C; HCM = hypertrophe Kardiomyopathie; LGE = Late Gadolinium Enhancement; LV = linksventrikulär; LVH = linksventrikuläre Hypertrophie; NDLVC = nicht-dilatative linksventrikuläre Kardiomyopathie; RCM = restriktive Kardiomyopathie; RV = rechtsventrikulär.

Beispiele für CMR-Gewebecharakterisierungsmerkmale, die den Verdacht auf bestimmte Ätiologien wecken sollten (Spalte 4), gruppiert nach dem Phänotyp der Kardiomyopathie (Spalte 1). Die Merkmale der CMR-Bilder (Spalte 3) entsprechen den aufgeführten Befunden (Spalte 2).

4.4.4 Computertomographie und nuklearmedizinische Techniken

Empfehlungen für Computertomographie und nukleare Bildgebung

Empfehlungen	Klasse	Evidenzgrad
Die DPD/PYP/HMDP-Skelettszintigraphie wird bei Patienten mit Verdacht auf ATTR-bedingte kardiale Amyloidose zur Unterstützung der Diagnose empfohlen.	I	B
Eine kardiale CT mit Kontrastmittel sollte bei Patienten mit Verdacht auf eine Kardiomyopathie erwogen werden, bei denen die echokardiographische Bildgebung unzureichend ist und Kontraindikationen für eine CMR bestehen.	IIa	C
Bei Patienten mit Verdacht auf eine Kardiomyopathie sollte eine CT-basierte Bildgebung erwogen werden, um eine angeborene oder erworbene Koronararterienerkrankung als Ursache der beobachteten myokardialen Auffälligkeit auszuschließen.	IIa	C
Die ^{18}F-FDG-PET-Untersuchung sollte zur Diagnose bei Patienten mit einer Kardiomyopathie, bei denen der Verdacht auf eine kardiale Sarkoidose besteht, erwogen werden.	IIa	C

^{18}F-FDG-PET = Fluordesoxyglucose-Positronenemissionstomographie; ATTR = Transthyretin-Amyloidose; CMR = kardiale Magnetresonanztomographie; CT = Computertomographie; DPD = 3,3-Diphosphono-1,2-propandicarbonsäure; HMDP = Hydroxymethylendiphosphonat; PYP = Pyrophosphat.

4.4.5 Endomyokardiale Biopsie

Die Endomyokardbiopsie (EMB) mit immunhistochemischer Quantifizierung der Entzündungszellen und Identifizierung des viralen Genoms ist nach wie vor der Goldstandard für die Identifizierung von kardialer Inflammation.

Empfehlung für EMB bei Patienten mit Kardiomyopathie

Empfehlung	Klasse	Evidenzgrad
Bei Patienten mit Verdacht auf eine Kardiomyopathie sollte die EMB zur Unterstützung der Diagnose und Therapie erwogen werden, wenn die Ergebnisse anderer klinischer Untersuchungen auf eine myokardiale Entzündung, Infiltration oder Speichererkrankung hindeuten, die mit anderen Mitteln nicht festgestellt werden können.	**IIa**	**C**

EMB = Endomyokardbiopsie.

4.5 Genetische Diagnostik und Beratung

4.5.1 Genetische Diagnostik

Eine Gendiagnostik bei einem betroffenen Patienten kann indiziert sein, selbst wenn davon keine Änderung der Therapiestrategie erwartet wird, wenn es Verwandte gibt, die von den Tests einen Nutzen haben könnten. Dies gilt insbesondere, wenn es Verwandte gibt, welche langfristig überwacht werden, bei denen die genetische Ätiologie nicht festgestellt wird und denen diese Belastung erspart bleiben könnte, wenn eine genetische Diagnose in der Familie gestellt wird (Tabelle 5).

Tabelle 5: Nutzen von Gentests bei Kardiomyopathien

Bezogen auf Patienten

Diagnose:
Bei den betroffenen Patienten wird die Diagnose der Kardiomyopathie in erster Linie auf der Grundlage einer phänotypischen Definition der Krankheit gestellt, ohne Bezug auf die genetische Ätiologie. Mit einer angemessenen genetischen Beratung und unter Berücksichtigung des Vorbehalts, dass der Befund nur dann klinisch verwertbar ist, wenn eine P/LP-Variante gefunden wird, können Gentests jedoch bei der Klärung von Grenzfällen von Nutzen sein (z. B. wenn eine LVH im Zusammenhang mit einer leichten oder kontrollierten Hypertonie beobachtet wird, der Arzt aber nicht sicher zwischen einer frühen sarkomerischen HCM und einer hypertensiven Phänokopie unterscheiden kann). Genetische Tests können auch Genokopien identifizieren: bestimmte genetische Bedingungen, die eine bestimmte Kardiomyopathie imitieren.
Prognose: Für eine wachsende Zahl von Erkrankungen kann eine genetische Diagnose prognostische Informationen liefern. Beispielsweise hat die DCM aufgrund von *LMNA*-Varianten eine ungünstige Prognose, die eine engmaschigere Überwachung und eine Verschiebung der therapeutischen Entscheidungsschwellen mit einer niedrigeren Schwelle für die ICD-Implantation zur Primärprävention erfordert.
Therapie:
Eine genetische Diagnose kann die Wahl der Therapie direkt beeinflussen. Neben der Entscheidung für eine ICD-Implantation zur Primärprävention gibt es eine zunehmende Anzahl von Behandlungen, die für einen bestimmten molekularen Subtyp einer Kardiomyopathie entweder etabliert sind oder geprüft werden. Angesichts der immer ausgefeilteren Möglichkeiten zur Manipulation des Genoms sind weitere Therapien zu erwarten, die darauf abzielen, abnormale Gene und Transkripte, die für Kardiomyopathien verantwortlich sind, zu ersetzen, zu verändern oder zu entfernen, sobald eine genaue molekulare Ätiologie bei einem Patienten festgestellt wurde.
Reproduktionsmedizinische Beratung:
Eine genetische Diagnose liefert Informationen für die Reproduktionsberatung und das Reproduktionsmanagement für einen betroffenen Erwachsenen und/oder die Eltern eines betroffenen Kindes. Sie ermöglicht eine maßgeschneiderte Beratung über Vererbungsmuster und das Risiko der Übertragung auf künftige Kinder und ermöglicht ein Risikomanagement, z. B. durch pränatale Diagnostik oder Präimplantationsdiagnostik.

Tabelle 5: Nutzen von Gentests bei Kardiomyopathien (Fortsetzung)

Bezogen auf Angehörige
Kardiomyopathien weisen eine unvollständige und altersabhängige Penetranz mit großer Variabilität auf, so dass es sehr schwierig ist, klinisch diejenigen Verwandten zu identifizieren, die kein Risiko für die Entwicklung einer Kardiomyopathie haben. Eine normale einmalige Untersuchung ist von begrenztem Wert und Verwandte, die bei der ersten Untersuchung keine Kardiomyopathie aufweisen, müssen möglicherweise langfristig überwacht werden. Gentests können diese Ungewissheit beseitigen: Eine Person, die nicht Träger der genetischen Variante ist, die nachweislich für die Erkrankung in ihrer Familie verantwortlich ist, kann beruhigt und ohne Überwachung entlassen werden, während eine Person, die Träger einer krankheitsverursachenden Variante ist, genau beobachtet und möglicherweise frühzeitig behandelt werden kann.

DCM = dilatative Kardiomyopathie; HCM = hypertrophe Kardiomyopathie; ICD = implantierbarer Kardioverter/Defibrillator; LMNA = Lamin A/C; LVH = linksventrikuläre Hypertrophie; P/LP = pathogen/wahrscheinlich pathogen.

4.5.2 Genetische Beratung

Eine genetische Beratung ist ein Prozess, der darauf abzielt, Patienten und ihre Familienangehörigen zu unterstützen. Bei der Beratung von Kindern und ihren Familien sowie bei der Erwägung von klinischem Screening und genetischen Kaskadentests sind besondere Aspekte zu berücksichtigen. Es ist ein patientenzentrierter Ansatz erforderlich, der die Erfahrungen und Werte der Familie im Umgang mit der Krankheit berücksichtigt (Abbildung 7).

Abbildung 7: Ein patientenorientierter Ansatz für genetische Kaskadentests bei Kindern.

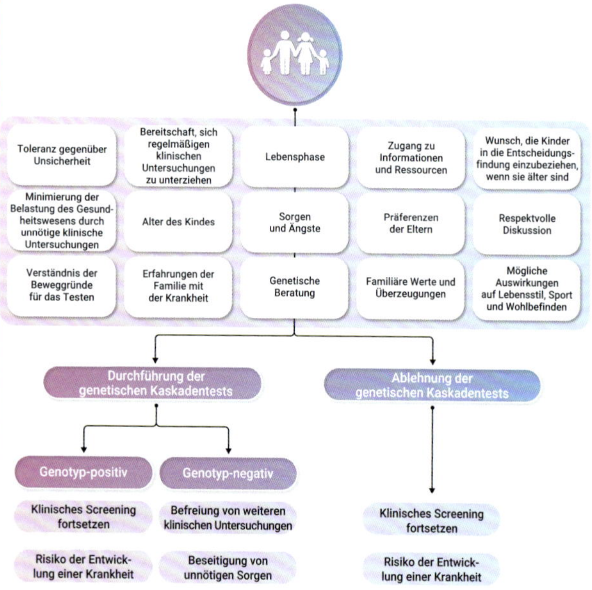

Faktoren, die zu berücksichtigen sind, wenn es darum geht, Familien bei der Entscheidung zu unterstützen, ob sie genetische Kaskadentests bei ihren Kindern durchführen lassen wollen.

Empfehlungen zur genetischen Beratung und Diagnostik bei Kardiomyopathien

Empfehlungen	Klasse	Evidenzgrad
Genetische Beratung		
Eine genetische Beratung durch eine entsprechend geschulte medizinische Fachkraft, einschließlich genetischer Aufklärung zur Entscheidungsfindung und psychosozialer Unterstützung, wird für Familien mit einer vererbten oder vermuteten vererbten Kardiomyopathie empfohlen, unabhängig davon, ob eine genetische Diagnostik in Betracht gezogen wird.	I	B
Es wird empfohlen, genetische Diagnostik für Kardiomyopathien mit Zugang zu einem multidisziplinären Team durchzuführen, das über Fachwissen in der Methodik von Gentests, der Interpretation von Sequenzvarianten und der klinischen Anwendung von Gentests verfügt, typischerweise in einem spezialisierten Kardiomyopathie-Zentrum oder in einem Netzwerk mit Zugang zu gleichwertigem Fachwissen.	I	B
Eine genetische Beratung vor und nach einer genetischen Diagnostik wird für alle Personen empfohlen, die sich einem Gentest auf Kardiomyopathien unterziehen.	I	B
Wenn eine Familie pränataldiagnostische genetische Diagnostik durchführen lassen möchte, wird empfohlen, dies in einem frühen Stadium der Schwangerschaft zu tun, damit Entscheidungen über die Fortsetzung oder Koordinierung der Schwangerschaft getroffen werden können.	I	C
Bei allen Familien, bei denen eine genetische Diagnose gestellt wurde, sollte ein Gespräch über genetische Diagnostik im Hinblick auf zukünftige Schwangerschaften mit einer entsprechend geschulten medizinischen Fachkraft erwogen werden.	IIa	C

Empfehlungen zur genetischen Beratung und Diagnostik bei Kardiomyopathien (Fortsetzung)

Empfehlungen	Klasse	Evidenzgrad
Index-Patienten		
Eine genetische Diagnostik wird bei Patienten, die die Diagnosekriterien für eine Kardiomyopathie erfüllen, empfohlen, wenn sie die Diagnose, die Prognose, die therapeutische Stratifizierung oder das Reproduktionsmanagement des Patienten ermöglichen, oder wenn sie eine genetische Kaskadenuntersuchung ihrer Verwandten ermöglichen, die andernfalls in die Langzeitüberwachung aufgenommen würden.	I	B
Eine genetische Diagnostik wird bei Verstorbenen empfohlen, bei denen post mortem eine Kardiomyopathie festgestellt wurde, wenn eine genetische Diagnose die Behandlung der hinterbliebenen Verwandten erleichtern würde.	I	C
Eine genetische Diagnostik kann bei Patienten, die die diagnostischen Kriterien für eine Kardiomyopathie erfüllen, erwogen werden, wenn sie unter Berücksichtigung der psychologischen Auswirkungen und der Präferenzen des Patienten einen Nettonutzen hat, auch wenn sie keine Diagnose, Prognose oder Therapiestratifizierung ermöglicht oder ein genetisches Kaskadenscreening ihrer Verwandten ermöglicht.	IIb	C
Eine genetische Diagnostik bei Patienten mit einem grenzwertigen Phänotyp, der die diagnostischen Kriterien für eine Kardiomyopathie nicht erfüllt, kann nur nach eingehender Prüfung durch ein spezialisiertes Team erwogen werden.	IIb	C

Empfehlungen zur genetischen Beratung und Diagnostik bei Kardiomyopathien (Fortsetzung)

Empfehlungen	Klasse	Evidenzgrad
Familienmitglieder		
Es wird empfohlen, erwachsenen Risikoverwandten eine genetische Diagnostik mit Beratung vor und nach dem Test anzubieten, wenn eine sichere genetische Diagnose (d. h. eine P/LP-Variante) bei einer Person mit einer Kardiomyopathie in der Familie gestellt wurde (beginnend mit Verwandten ersten Grades*, falls vorhanden, danach sequentiell nachgeordnete Ebenen).	I	B
Eine genetische Kaskadendiagnostik mit Beratung vor und nach einem Test sollten bei Risikoverwandten im Kindesalter erwogen werden, wenn eine sichere genetische Diagnose (d. h. eine P/LP-Variante) bei einem Verwandten mit einer Kardiomyopathie in der Familie gestellt wurde (beginnend mit Verwandten ersten Grades*, falls vorhanden, danach sequentiell nachgeordnete Ebenen), wobei die zugrunde liegende Kardiomyopathie, das erwartete Alter des Ausbruchs, die Präsentation in der Familie und die klinischen/rechtlichen Konsequenzen zu berücksichtigen sind.	IIa	B
Eine genetische Diagnostik auf das Vorhandensein einer familiären Variante unbekannter Signifikanz, typischerweise bei den Eltern und/oder betroffenen Verwandten, um festzustellen, ob sich die Variante von dem Kardiomyopathie-Phänotyp abgrenzt, sollte erwogen werden, wenn dies eine sichere Interpretation der Variante ermöglichen könnte.	IIa	C
Eine genetische Diagnostik wird bei einem phänotyp-negativen Verwandten eines Patienten mit einer Kardiomyopathie nicht empfohlen, wenn keine sichere genetische Diagnose (d. h. eine P/LP-Variante) in der Familie vorliegt.	III	C

P/LP = pathogen/wahrscheinlich pathogen.

* Abweichend vom sonstigen deutschen Sprachgebrauch sind hierin auch Geschwister eingeschlossen.

4.6 Diagnostischer Ansatz für pädiatrische Patienten

Die Ätiologie, der natürliche Verlauf und das Outcome von Kardiomyopathien im Kindesalter (< 1 Jahr) können sich von denen bei älteren Kindern, Jugendlichen und Erwachsenen unterscheiden. Ein umfassender klinischer Ansatz, der sowohl den kardialen als auch den systemischen Phänotyp berücksichtigt und ein multidisziplinäres Team (Genetiker und Experten für Stoffwechsel- und neurologische Erkrankungen) einbezieht, ist für die Behandlung reversibler oder spezifischer Erkrankungen unerlässlich (Abbildung 8).

Abbildung 8: Klinischer Ansatz bei Kardiomyopathien im Kindesalter und bei Säuglingen.

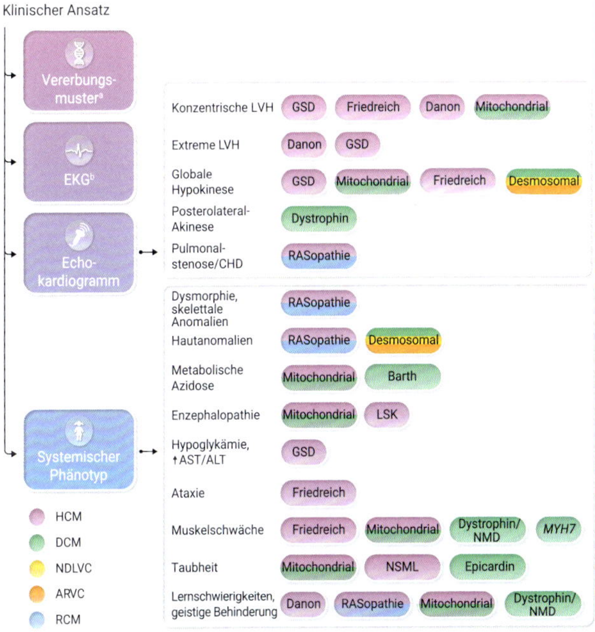

ALT = Alanin-Aminotransferase; ARVC = arrhythmogene rechtsventrikuläre Kardiomyopathie; AST = Aspartat-Aminotransferase; CHD = angeborener Herzfehler; DCM = dilatative Kardiomyopathie; EKG = Elektrokardiogramm; GSD = Glykogenspeicherkrankheit; HCM = hypertrophe Kardiomyopathie; KHK = Koronare Herzkrankheit; LSK = lysosomale Speicherkrankheit; LVH = linksventrikuläre Hypertrophie; MYH7= schwere Myosinkette 7; NDLVC = nicht-dilatative linksventrikuläre Kardiomyopathie; NMD = neuromuskuläre Erkrankung; NSML = Noonan-Syndrom mit multiplen Lentigenes; RCM = restriktive Kardiomyopathie.

[a] Siehe Tabelle 5. [b] Siehe Tabelle 7 in der Langfassung der ESC Guidelines.

4.7 Allgemeine Behandlungsgrundsätze

4.7.1 Bewertung der Symptome

Einige Menschen mit subtilen strukturellen Anomalien bei einer Kardiomyopathie bleiben asymptomatisch und haben eine normale Lebenserwartung; andere können jedoch oft viele Jahre nach dem Auftreten von EKG- oder bildgebenden Anzeichen der Krankheit Symptome entwickeln.

4.7.2 Herztransplantation

Eine orthotope Herztransplantation sollte bei Patienten mit mittelschweren bis schweren medikamentenrefraktären Symptomen erwogen werden, die die Kriterien (siehe *ESC-Leitlinien 2021 für die Diagnose und Behandlung der akuten und chronischen Herzinsuffizienz*) erfüllen.

Empfehlung zur Herztransplantation bei Patienten mit Kardiomyopathien

Empfehlung	Klasse	Evidenzgrad
Eine orthotope Herztransplantation wird für in Frage kommende Kardiomyopathie-Patienten mit fortgeschrittener Herzinsuffizienz (NYHA-Klasse III–IV) oder schwerwiegenden ventrikulären Arrhythmien empfohlen, die auf eine medikamentöse/invasive/gerätetechnische Therapie refraktär sind und bei denen keine absoluten Kontraindikationen vorliegen.	I	C

NYHA = New York Heart Association.

4.7.3 Linksventrikuläre Unterstützungssysteme

Da es immer mehr Patienten mit Herzinsuffizienz im Endstadium gibt und die Zahl von Organspendern weiterhin begrenzt ist, wird die mechanische Kreislaufunterstützung (MCS) mit einem Linksherz- (LVAD) oder biventrikulärem Unterstützungssystem zunehmend als Überbrückung bis zur Transplantation eingesetzt.

Empfehlungen für die Therapie mit linksventrikulären Unterstützungssystemen bei Patienten mit Kardiomyopathien

Empfehlungen	Klasse	Evidenz-grad
Bei ausgewählten Kardiomyopathie-Patienten mit fortgeschrittener Herzinsuffizienz (NYHA-Klasse III–IV) trotz optimaler pharmakologischer und apparativer Behandlung, die ansonsten für eine Herztransplantation geeignet sind, sollte eine mechanische Kreislaufunterstützung erwogen werden, um die Symptome zu bessern und das Risiko eines Krankenhausaufenthalts aufgrund einer Verschlechterung der Herzinsuffizienz und eines vorzeitigen Todes während der Wartezeit auf eine Transplantation zu verringern.	IIa	B
Eine mechanische Kreislaufunterstützung sollte bei ausgewählten Kardiomyopathie-Patienten mit fortgeschrittener Herzinsuffizienz (NYHA-Klasse III–IV) trotz optimaler pharmakologischer und apparativer Therapie erwogen werden, die nicht für eine Herztransplantation oder andere chirurgische Optionen in Frage kommen und keine schwere rechtsventrikuläre Dysfunktion aufweisen, um das Sterberisiko zu senken und die Symptome zu bessern.	IIa	B

NYHA = New York Heart Association.

4.7.4 Behandlung von Herzrhythmusstörungen

Vorhofflimmern ist die häufigste Arrhythmie bei allen Subtypen von Kardiomyopathien und ist mit einem erhöhten Risiko für kardioembolische Ereignisse, Herzinsuffizienz und Tod verbunden.

Empfehlungen für die Behandlung von Vorhofflimmern und Vorhofflattern bei Patienten mit Kardiomyopathien		
Empfehlungen	**Klasse**	**Evidenzgrad**
Gerinnungshemmung		
Eine orale Antikoagulation zur Verringerung des Schlaganfall- und Thromboembolierisikos wird bei allen Patienten mit HCM oder kardialer Amyloidose und Vorhofflimmern/-flattern empfohlen (sofern nicht kontraindiziert).	I	B
Eine orale Antikoagulation zur Verringerung des Schlaganfall- und Thromboembolierisikos wird bei Patienten mit DCM, NDLVC oder ARVC und Vorhofflimmern/-flattern mit einem CHA_2DS_2-VASc-Score ≥ 2 bei Männern oder ≥ 3 bei Frauen empfohlen.	I	B
Eine orale Antikoagulation zur Verringerung des Schlaganfall- und Thromboembolierisikos sollte bei Patienten mit RCM und Vorhofflimmern/-flattern erwogen werden (sofern nicht kontraindiziert).	IIa	C
Eine orale Antikoagulation zur Verringerung des Schlaganfall- und Thromboembolierisikos sollte bei Patienten mit DCM, NDLVC oder ARVC und Vorhofflimmern/-flattern mit einem CHA_2DS_2-VASc-Score von 1 bei Männern oder 2 bei Frauen erwogen werden.	IIa	B
Kontrolle der Symptome und der Herzinsuffizienz		
Die Katheterablation von Vorhofflimmern wird zur Rhythmuskontrolle nach einer fehlgeschlagenen oder unverträglichen mit Klasse I oder III AAD-Therapie empfohlen, um die Symptome von Vorhofflimmerrezidiven bei Patienten mit paroxysmalem oder persistierendem Vorhofflimmern und Kardiomyopathie zu bessern.	I	B

Empfehlungen für die Behandlung von Vorhofflimmern und Vorhofflattern bei Patienten mit Kardiomyopathien (Fortsetzung)

Empfehlungen	Klasse	Evidenzgrad
Kontrolle der Symptome und der Herzinsuffizienz (Fortsetzung)		
Die Katheterablation von Vorhofflimmern wird zur Erholung der LV-Dysfunktion bei Vorhofflimmerpatienten mit einer Kardiomyopathie empfohlen, wenn eine tachykardiebedingte Komponente höchstwahrscheinlich ist, unabhängig vom Symptomstatus der Patienten.	I	B
Bei Patienten mit einer Kardiomyopathie und Vorhofflimmern ohne wesentliche Risikofaktoren für ein Wiederauftreten des Vorhofflimmerns sollte unabhängig von den Symptomen frühzeitig die Aufrechterhaltung des Sinusrhythmus und nicht die Kontrolle der Herzfrequenz erwogen werden.	IIa	C
Die Katheterablation von Vorhofflimmern sollte bei ausgewählten Patienten mit einer Kardiomyopathie und paroxysmalem oder persistierendem Vorhofflimmern ohne größere Risikofaktoren für ein erneutes Auftreten als Alternative zu Therapie mit Klasse I oder III AAD als Erstlinientherapie zur Rhythmuskontrolle erwogen werden, wobei der Wunsch des Patienten, der Nutzen und das Risiko berücksichtigt werden sollten.	IIa	C
Die Katheterablation von Vorhofflimmern sollte bei ausgewählten Patienten mit einer Kardiomyopathie, Vorhofflimmern und Herzinsuffizienz und/oder reduzierter LVEF erwogen werden, um Vorhofflimmerrezidive zu verhindern, die Lebensqualität, die LVEF und die Überlebensrate zu verbessern und die Hospitalisierung aufgrund von Herzinsuffizienz zu reduzieren.	IIa	B

Empfehlungen für die Behandlung von Vorhofflimmern und Vorhofflattern bei Patienten mit Kardiomyopathien (Fortsetzung)		
Empfehlungen	**Klasse**	**Evidenzgrad**
Management von Komorbiditäten und damit verbundenen Risikofaktoren		
Um die Belastung durch Vorhofflimmern und den Schweregrad der Symptome bei Patienten mit einer Kardiomyopathie zu verringern, werden eine Änderung eines ungesunden Lebensstils und eine gezielte Therapie von Begleiterkrankungen empfohlen.	I	B

AAD = antiarrhythmische Medikamente/Antiarrhythmikum; AF = Vorhofflimmern; ARVC = arrhythmogene rechtsventrikuläre Kardiomyopathie; CHA_2DS_2-VASc = kongestive Herzinsuffizienz oder linksventrikuläre Dysfunktion, Bluthochdruck, Alter ≥ 75 (verdoppelt), Diabetes, Schlaganfall (verdoppelt)-Gefäßerkrankungen, Alter 65–74, Geschlechtskategorie (weiblich) (Score); DCM = dilatative Kardiomyopathie; HCM = hypertrophe Kardiomyopathie; LV = linksventrikulär; LVEF = linksventrikuläre Ejektionsfraktion; NDLVC = nicht-dilatative linksventrikuläre Kardiomyopathie; QoL = Lebensqualität; RCM = restriktive Kardiomyopathie.

4.7.5 Implantierbarer Kardioverter-Defibrillator

Implantierbare Kardioverter-Defibrillatoren verringern die Sterblichkeitsrate bei Überlebenden eines Herzstillstands und bei Patienten, die hämodynamisch kompromittierende anhaltende ventrikuläre Arrhythmien erlitten haben.

Empfehlungen für einen implantierbaren Kardioverter-Defibrillator bei Patienten mit einer Kardiomyopathie		
Empfehlungen	**Klasse**	**Evidenzgrad**
Allgemeine Empfehlungen		
Die Implantation eines Kardioverter-Defibrillators wird nur bei Patienten empfohlen, die eine Lebenserwartung guter Qualität von mehr als einem Jahr haben.	I	C
Es wird empfohlen, dass die ICD-Implantation auf der Grundlage einer gemeinsamen Entscheidungsfindung erfolgt, die: › evidenzbasiert ist › die individuellen Wünsche, Überzeugungen, Umstände und Werte eines Patienten berücksichtigt; und › gewährleistet, dass der Patient den Nutzen, die Schäden und die mögliche Folgen der verschiedenen Behandlungsoptionen versteht.[a]	I	C

Empfehlungen für einen implantierbaren Kardioverter-Defibrillator bei Patienten mit einer Kardiomyopathie (Fortsetzung)

Empfehlungen	Klasse	Evidenzgrad	
Allgemeine Empfehlungen (Fortsetzung)			
Es wird empfohlen, dass Patienten vor einer ICD-Implantation über das Risiko inadäquater Schocks, Komplikationen der Implantation und die sozialen, beruflichen und die Fahreignung betreffenden Auswirkungen des Geräts beraten werden.	I	C	1
Es wird nicht empfohlen, Patienten mit anhaltenden ventrikulären Arrhythmien einen ICD zu implantieren, solange die ventrikuläre Arrhythmie nicht unter Kontrolle ist.	III	C	
Sekundärprävention			
Die Implantation eines ICDs wird empfohlen:[b]			
› bei Patienten mit HCM, DCM und ARVC, die einen Herzstillstand aufgrund von VT oder VF überlebt haben oder bei denen spontan anhaltende ventrikuläre Arrhythmien auftreten, die eine Synkope oder hämodynamische Beeinträchtigung verursachen, und bei denen reversible Ursachen ausgeschlossen wurden.	I	B	
› bei Patienten mit NDLVC und RCM, die einen Herzstillstand aufgrund von VT oder VF überlebt haben oder bei denen spontan anhaltende ventrikuläre Arrhythmien auftreten, die eine Synkope oder hämodynamische Beeinträchtigung verursachen, und reversible Ursachen ausgeschlossen wurden.	I	C	
Eine ICD-Implantation sollte bei Patienten mit einer Kardiomyopathie erwogen werden, die eine hämodynamisch tolerierte VT aufweisen, sofern keine reversiblen Ursachen vorliegen.	IIa	C	

1 Nicht die ICD-Implantation, sondern die Erkrankung ist für die Fahreignung relevant. Siehe DGK Pocket-Leitlinie Fahreignung bei kardiovaskulären Erkrankungen (Version 2023): https://leitlinien.dgk.org/2023/pocket-leitlinie-fahreignung-bei-kardiovaskulaeren-erkrankungen-version-2023/

Empfehlungen für einen implantierbaren Kardioverter-Defibrillator bei Patienten mit einer Kardiomyopathie (Fortsetzung)		
Empfehlungen	**Klasse**	**Evidenzgrad**
Primärprävention		
Eine umfassende SCD-Risikostratifizierung wird bei allen Kardiomyopathie-Patienten, die keinen vorhergehenden Herzstillstand/keine anhaltende ventrikuläre Arrhythmie erlitten haben, bei der Erstuntersuchung und in Abständen von 1 bis 2 Jahren oder bei jeder Änderung des klinischen Zustands empfohlen.	I	C
Die Verwendung validierter SCD-Algorithmen/Scores als Hilfsmittel für die gemeinsame Entscheidungsfindung zur ICD-Implantation, sofern verfügbar:[c]		
› wird bei Patienten mit HCM empfohlen.	I	B
› sollte bei Patienten mit DCM, NDLVC und ARVC erwogen werden.	IIa	B
Wenn bei einem Patienten mit einer Kardiomyopathie ein Herzschrittmacher implantiert werden muss, sollte eine umfassende SCD-Risikostratifizierung erwogen werden, um die Notwendigkeit einer ICD-Implantation zu ermitteln.	IIa	C
Wahl des ICD		
Wenn ein ICD indiziert ist, wird empfohlen zu prüfen, ob der Patient von einer CRT profitieren könnte.	I	A
Subkutane Defibrillatoren sollten bei Patienten mit einer entsprechenden Indikation für einen ICD als Alternative zu transvenösen Defibrillatoren erwogen werden, wenn kein Bedarf einer Stimulationstherapie für Bradykardie, kardiale Resynchronisation oder antitachykarde-Stimulation zu erwarten ist.	IIa	B

Empfehlungen für einen implantierbaren Kardioverter-Defibrillator bei Patienten mit einer Kardiomyopathie (Fortsetzung)

Empfehlungen	Klasse	Evidenzgrad
Wahl des ICD (Fortsetzung)		
Ein tragbarer Kardioverter-Defibrillator sollte für erwachsene Patienten mit einer ICD-Indikation zur Sekundärprävention erwogen werden, die vorübergehend keine Kandidaten für eine ICD-Implantation sind.	IIa	C

ARVC = arrhythmogene rechtsventrikuläre Kardiomyopathie; CRT = kardiale Resynchronisationstherapie; DCM = dilatative Kardiomyopathie; HCM = hypertrophe Kardiomyopathie; ICD = implantierbarer Kardioverter/Defibrillator; NDLVC = nicht-dilatative linksventrikuläre Kardiomyopathie; RCM = restriktive Kardiomyopathie; SCD = plötzlicher Herztod; VF = Kammerflimmern; VT = Kammertachykardie.

[a] Die gemeinsame Entscheidungsfindung wird durch Patienten-Entscheidungshilfen, die speziell auf die Empfänger der Behandlung zugeschnitten sind, sowie durch traditionellere Entscheidungshilfen für das medizinische Fachpersonal erheblich verbessert. [b] Der Unterschied im Evidenzgrad spiegelt die unterschiedlichen Evidenzgrade wider, die für die verschiedenen Kardiomyopathie-Phänotypen verfügbar sind. [c] Der Unterschied in der Empfehlungsklasse spiegelt die unterschiedliche Leistungsfähigkeit der verfügbaren Modelle für die verschiedenen Kardiomyopathie-Phänotypen wider.

4.7.6 Routinemäßige Nachsorge von Patienten mit einer Kardiomyopathie

Im Allgemeinen müssen Patienten mit einer Kardiomyopathie lebenslang überwacht werden, um Veränderungen der Symptome, des Risikos für unerwünschte Ereignisse, der ventrikulären Funktion und des Herzrhythmus zu erkennen. Die Häufigkeit der Überwachung richtet sich nach dem Schweregrad der Erkrankung, dem Alter und den Symptomen.

Empfehlungen für die routinemäßige Nachsorge von Patienten mit einer Kardiomyopathie

Empfehlungen	Klasse	Evidenzgrad
Es wird empfohlen, dass sich alle klinisch stabilen Patienten mit einer Kardiomyopathie alle 1 bis 2 Jahre einer routinemäßigen Nachuntersuchung mit einem multiparametrischen Ansatz unterziehen, der EKG und Echokardiographie umfasst.	I	C
Eine klinische Untersuchung mit EKG und multimodaler Bildgebung wird bei Patienten mit einer Kardiomyopathie immer dann empfohlen, wenn eine wesentliche oder unerwartete Veränderung der Symptome auftritt.	I	C

EKG = Elektrokardiogramm.

4.8 Familienscreening und Nachuntersuchung von Verwandten

Verwandte, die die familiäre(n) genetische(n) Variante(n) aufweisen, sollten sich einer regelmäßigen klinischen Untersuchung mit EKG, multimodaler kardialer Bildgebung und zusätzlichen Untersuchungen (z. B. Langzeit-EKG) unterziehen, die sich nach Alter, Familienphänotyp und Genotyp richten (Abbildung 9).

Abbildung 9: Algorithmus für das Familienscreening und die Verlaufskontrolle von Familienmitgliedern.

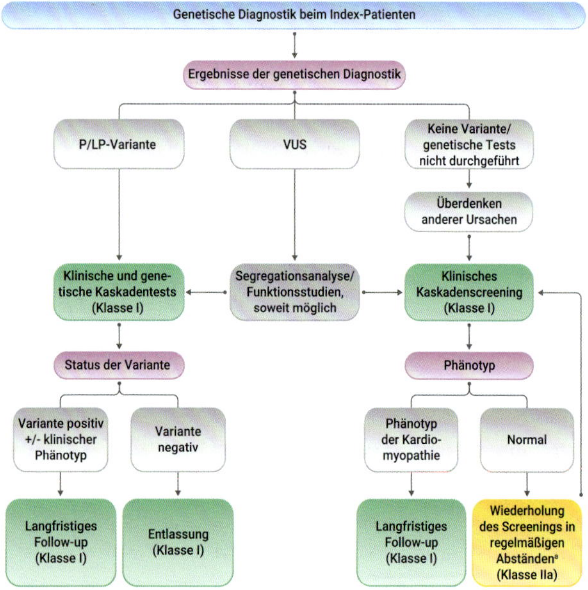

P/LP= pathogen/wahrscheinlich pathogen; VUS= Variante unklarer Signifikanz.

[a] Wenn keine weiteren betroffenen Verwandten vorhanden sind und bei Gentests keine Variante identifiziert wurde, sollte ein früherer Abbruch des klinischen Screenings erwogen werden.

Empfehlungen für Familienscreening und Verlaufskontrolle von Verwandten

Empfehlungen	Klasse	Evidenz-grad
Im Anschluss an die genetische Kaskadendiagnostik wird bei Verwandten ersten Grades*, die dieselbe krankheitsverursachende Variante wie der Patient haben, eine klinische Untersuchung mit einem multiparametrischen Ansatz empfohlen, der EKG und kardiale Bildgebung sowie eine langfristige Verlaufsbeobachtung einschließt.	I	B
Nach einer genetischen Kaskadendiagnostik wird empfohlen, dass Verwandte ersten Grades* ohne Phänotyp, die nicht dieselbe krankheitsverursachende Variante wie der Patient haben, von der weiteren Nachuntersuchung ausgeschlossen werden, ihnen aber geraten wird, sich erneut untersuchen zu lassen, wenn sie Symptome entwickeln oder wenn in der Familie neue klinisch relevante Daten auftauchen.	I	C
Wenn beim Patienten keine P/LP-Variante identifiziert oder keine genetische Diagnostik erfolgt, wird empfohlen, bei Verwandten ersten Grades* eine erste klinische Untersuchung mit einem multiparametrischen Ansatz durchzuführen, der EKG und kardiale Bildgebung einschließt.	I	C
Wenn beim Patienten keine P/LP-Variante identifiziert oder keine genetische Diagnostik durchgeführt wird, sollte bei Verwandten ersten Grades* eine regelmäßige, langfristige klinische Untersuchung mit einem multiparametrischen Ansatz, der EKG und kardiale Bildgebung umfasst, erwogen werden.	IIa	C
Bei einem Kaskaden-Screening, bei dem ein Verwandter ersten Grades* verstorben ist, sollte eine klinische Bewertung der nahen Verwandten des Verstorbenen (d. h. der Verwandten zweiten Grades des Index-Patienten) erwogen werden.	IIa	C

EKG = Elektrokardiogramm; P/LP = pathogen/wahrscheinlich pathogen.

* Abweichend vom sonstigen deutschen Sprachgebrauch sind hierin auch Geschwister eingeschlossen.

4.9 Psychologische Unterstützung für Kardiomyopathie-Patienten und Familienmitglieder

Die Diagnose einer vererbten Kardiomyopathie kann eine psychosoziale Herausforderung darstellen. Dazu gehört, sich mit der neuen Diagnose zu arrangieren, vom Wettkampfsport ausgeschlossen zu werden oder mit dem niedrigen Risiko eines SCD zu leben.[2]

Empfehlungen für die psychologische Unterstützung von Patienten und Familienmitgliedern mit Kardiomyopathien

Empfehlungen	Klasse	Evidenzgrad
Es wird empfohlen, allen Personen, in deren Familie sich ein vorzeitiger plötzlicher Herztod eines Familienmitgliedes ereignet hat, psychologische Unterstützung durch eine entsprechend geschulte medizinische Fachkraft anzubieten.	I	B
Es wird empfohlen, allen Personen mit einer vererbten Kardiomyopathie, die einen implantierbaren Kardioverter-Defibrillator erhalten, psychologische Unterstützung durch eine entsprechend geschulte medizinische Fachkraft anzubieten.	I	B
Psychologische Unterstützung durch eine entsprechend geschulte medizinische Fachkraft sollte bei allen Patienten und Familien mit einer vererbten Kardiomyopathie und insbesondere bei den im Text beschriebenen Problemen erwogen werden.[a]	IIa	C

[a] Siehe Tabelle 16 in der Langfassung der ESC Guidelines.

[2] In Bezug auf Leistungssport ist eine individuelle Beratung erforderlich. Siehe ESC Pocket-Leitlinie Sportkardiologie und körperliches Training für Patienten mit kardiovaskulären Erkrankungen (Version 2020)
https://leitlinien.dgk.org/2021/pocket-leitlinie-sportkardiologie-und-koerperliches-training-fuer-patienten-mit-kardiovaskulaeren-erkrankungen-version-2020/

5. Spezifische Phänotypen der Kardiomyopathie

5.1 Hypertrophe Kardiomyopathie

5.1.1 Echokardiographie

Die echokardiographische Untersuchung bei HCM umfasst die Beurteilung der maximalen Wanddicke und der Verteilung der Hypertrophie, der systolischen und diastolischen Funktion des linken Ventrikels, der Größe des linken Vorhofs sowie des Vorhandenseins und des Mechanismus einer LVOTO. Die Identifizierung einer LVOTO ist wichtig für die Behandlung der Symptome und die Bewertung des SCD-Risikos (zweidimensionale Echokardiographie und Doppler-Echokardiographie während eines Valsalva-Manövers im Sitzen und in halbliegender Position – und zusätzlich im Stehen, wenn kein Gradient provoziert werden kann – wird bei allen Patienten empfohlen) (Abbildung 10).

Abbildung 10: Protokoll für die Beurteilung und Behandlung einer LVOTO.

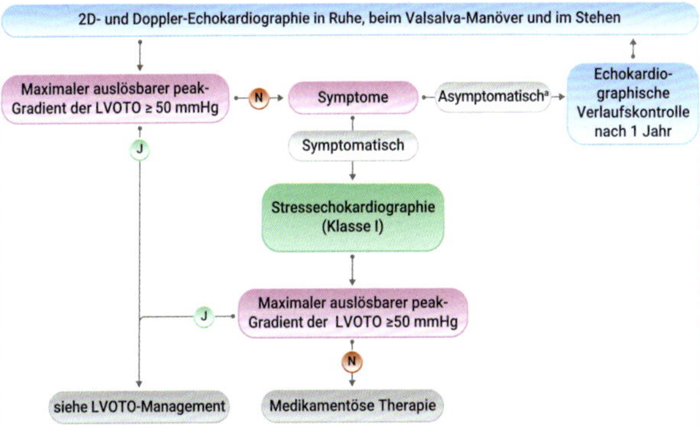

2D = 2-dimensional; LVOTO = linksventrikuläre Ausflusstraktobstruktion.

[a] Eine Stressechokardiographie kann bei einzelnen Patienten erwogen werden, wenn das Vorhandensein eines linksventrikulären Ausflusstraktgradienten für die Lebensstilberatung und die Entscheidung über die medikamentöse Behandlung relevant ist.

Empfehlungen für die Beurteilung einer LVOTO

Empfehlungen	Klasse	Evidenzgrad
Bei allen HCM-Patienten wird zur initialen Beurteilung eine transthorakale 2D- und Doppler-Echokardiographie in Ruhe und unter Valsalva-Manöver im Sitzen und in halbliegender Position empfohlen, um eine LVOTO zu erkennen; zusätzlich im Stehen, wenn kein messbarer Gradient ausgelöst werden konnte.	I	B
Bei symptomatischen Patienten mit HCM mit einem LV-Ausflusstrakt-Spitzengradienten < 50 mmHg unter Ruhebedingungen oder Provokationsmanövern[a] werden eine 2D- und Doppler-Echokardiographie unter Belastung im Stehen, Sitzen (wenn möglich) oder halbliegender Position empfohlen, um eine provozierbare LVOTO und eine belastungsinduzierte Mitralklappeninsuffizienz zu erkennen.	I	B
Eine transösophageale Echokardiographie sollte bei Patienten mit HCM und LVOTO erwogen werden, wenn der Mechanismus der Obstruktion unklar ist oder wenn der Mitralklappenapparat vor einer Septumverkleinerung beurteilt werden soll oder wenn eine schwere, durch intrinsische Klappenanomalien verursachte Mitralklappeninsuffizienz vermutet wird.	IIa	C
Bei symptomatischen Patienten mit HCM und nicht aussagekräftiger nichtinvasiver kardialer Bildgebung kann eine Links- und Rechtsherzkatheteruntersuchung erwogen werden, um den Schweregrad einer LVOTO zu beurteilen und den LV-Füllungsdruck zu messen.	IIb	C

2D = 2-dimensional; HCM = hypertrophe Kardiomyopathie; LV = linksventrikulär; LVOTO = linksventrikuläre Ausflusstraktobstruktion.

[a] Provokation mit Valsalva, im Stehen oder mit oralem Nitrat.

5.1.2 Kardiale Magnetresonanztomographie

Eine kardiale Magnetresonanztomographie wird bei Patienten mit HCM zum Zeitpunkt der Erstuntersuchung empfohlen (siehe Empfehlungstabelle Seite 22). Die CMR-Bildgebung kann insbesondere bei Patienten mit Verdacht auf eine Hypertrophie der apikalen oder lateralen Wand oder ein apikales LV-Aneurysma hilfreich sein. Tabelle 17 der Langfassung der ESC Guidelines fasst die wichtigsten zu untersuchenden Merkmale zusammen.

Zusätzliche Empfehlung für die CMR-Bewertung bei HCM

Empfehlung	Klasse	Evidenzgrad
Eine kontrastverstärkte CMR kann vor einer ASA oder Myektomie erwogen werden, um das Ausmaß und die Verteilung der Hypertrophie und Myokardfibrose zu beurteilen.	IIb	C

ASA = Alkoholseptumablation; CMR = kardiale Magnetresonanztomographie.

5.1.3 Behandlung von Symptomen und Komplikationen

Bei Patienten mit fortschreitender systolischer oder diastolischer LV-Dysfunktion, welche auf eine medikamentöse Therapie nicht ansprechen, besteht die mögliche Indikation zur Herztransplantation (Abbildung 11).

Abbildung 11: Algorithmus für die Behandlung der Herzinsuffizienz bei HCM.

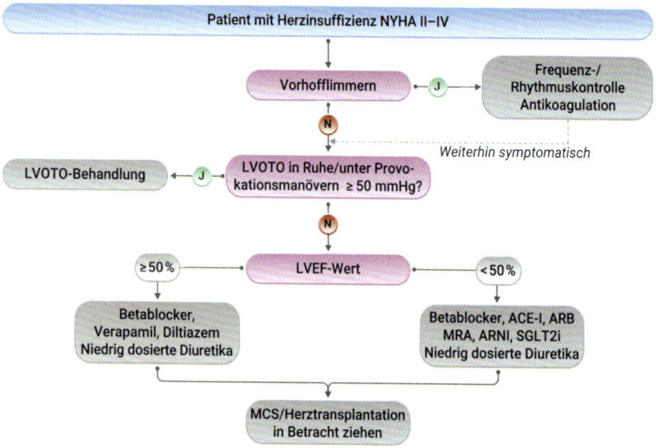

ACE-I = ACE-Hemmer; ARB = Angiotensin-Rezeptor-Blocker; ARNI = Angiotensin-Rezeptor-Neprilysin-Inhibitor; LVEF = linksventrikuläre Ejektionsfraktion; LVOTO = linksventrikuläre Ausflusstraktobstruktion; MCS = mechanische Kreislaufunterstützung; MRA = Mineralokortikoidrezeptorantagonisten; NYHA = New York Heart Association; SGLT2i = Natrium-Glucose-Cotransporter 2-Inhibitor.

Empfehlungen für die Behandlung einer LVOTO (allgemeine Maßnahmen)

Empfehlungen	Klasse	Evidenzgrad
Bei Patienten mit Ruhe- oder provozierbarer LVOTO sollten Digoxin und arterielle und venöse Dilatatoren, einschließlich Nitrate und Phosphodiesterasehemmer, nach Möglichkeit vermieden werden.	IIa	C
Bei Patienten mit neu aufgetretenem oder schlecht eingestelltem Vorhofflimmern sollte vor einer invasiven Behandlung der LVOTO die Wiederherstellung des Sinusrhythmus oder eine adäquate Frequenzkontrolle erwogen werden.	IIa	C

AF = Vorhofflimmern; LVOTO = linksventrikuläre Ausflusstraktobstruktion.

5.1.4 Medikamentöse Therapie

Abbildung 12: Flussdiagramm zur Behandlung der LVOTO.

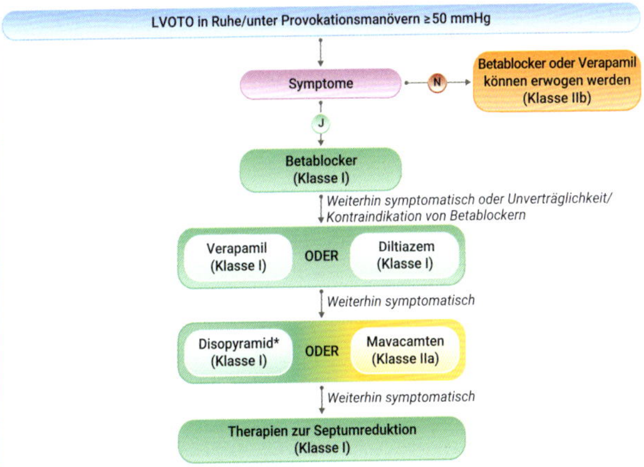

LVOTO = linksventrikuläre Ausflusstraktobstruktion.

Empfehlungen für die medikamentöse Therapie einer LVOTO

Empfehlungen	Klasse	Evidenz-grad
Nicht-vasodilatierende Betablocker, titriert bis zur maximal verträglichen Dosis, werden als Erstlinientherapie zur Besserung der Symptome bei Patienten mit Ruhe- oder provozierbarer[a] LVOTO empfohlen.	I	B
Verapamil oder Diltiazem, titriert bis zur maximal verträglichen Dosis, werden zur Besserung der Symptome bei symptomatischen Patienten mit Ruhe- oder provozierbarer[a] LVOTO und Betablockerintoleranz bzw. -Kontraindikation empfohlen.	I	B
Disopyramid*,[b] titriert bis zur maximal verträglichen Dosis, wird zusätzlich zu einem Betablocker (oder, falls dies nicht möglich ist, mit Verapamil oder Diltiazem) empfohlen, um die Symptome bei Patienten mit Ruhe- oder provozierbarer[a] LVOTO zu bessern.	I	B
Ein kardialer Myosin-ATPase-Inhibitor (Mavacamten), der unter echokardiographischer Überwachung der LVEF auf die maximal verträgliche Dosis titriert wird, sollte zusätzlich zu einem Betablocker (oder, falls dies nicht möglich ist, zu Verapamil oder Diltiazem) erwogen werden, um die Symptome bei erwachsenen Patienten mit Ruhe- oder provozierbarer[a] LVOTO zu bessern.	IIa	A
Ein kardialer Myosin-ATPase-Inhibitor (Mavacamten), der unter echokardiographischer Überwachung der LVEF auf die maximal verträgliche Dosis titriert wird, sollte als Monotherapie bei symptomatischen erwachsenen Patienten mit LVOTO im Ruhezustand oder unter Provokationsmanövern[a] (Belastung oder Valsalva-Manöver) erwogen werden, bei denen eine Unverträglichkeit oder eine Kontraindikation gegen Betablocker, Verapamil/Diltiazem oder Disopyramid* vorliegt.	IIa	B
Oral oder intravenös gegebene Betablocker und Vasokonstriktoren sollten bei Patienten mit schwerer provozierbarer[a] LVOTO und Hypotonie sowie akutem Lungenödem, erwogen werden, die nicht auf Flüssigkeitsgabe ansprechen.	IIa	C

Empfehlungen für die medikamentöse Therapie einer LVOTO (Fortsetzung)

Empfehlungen	Klasse	Evidenzgrad
Disopyramid*, titriert bis zur maximal verträglichen Dosis, kann als Monotherapie bei Patienten mit Unverträglichkeit von oder Kontraindikation gegen Betablocker oder Verapamil/Diltiazem erwogen werden, um die Symptome bei Patienten mit Ruhe- oder provozierbarer[a] LVOTO zu bessern.	IIb	C
Betablocker oder Verapamil können in ausgewählten Fällen bei asymptomatischen Patienten mit Ruhe- oder provozierbarer[a] LVOTO zur Senkung des LV-Drucks erwogen werden.	IIb	C
Der vorsichtige Einsatz von niedrig dosierten Diuretika kann bei symptomatischer LVOTO zur Besserung der Belastungsdyspnoe erwogen werden.	IIb	C

ATPase = Adenosintriphosphatase; LV = linksventrikulär; LVEF = linksventrikuläre Ejektionsfraktion; LVOTO = linksventrikuläre Ausflusstraktobstruktion.

[a] Provokation mit Valsalva-Manöver, Bewegungsübungen (z. B. Kniebeugen) oder orale Nitrate, wenn keine Bewegung möglich ist.

[b] Das QTc-Intervall sollte während der Aufdosierung von Disopyramid überwacht und die Dosis reduziert werden, wenn es 500 ms überschreitet.

* In Deutschland nicht zugelassen.

5.1.5 Invasive Behandlung des linksventrikulären Ausflusstrakts

Aufgrund spezifischer anatomischer Merkmale des LVOT und der Mitralklappe sind einige Patienten mit HCM besser für eine Septum-Myektomie geeignet als für eine ASA. Erfahrene multidisziplinäre Teams sollten alle Patienten vor dem Eingriff evaluieren, da Morbidität und Mortalität in hohem Maße von der verfügbaren Fachkompetenz abhängen. Eine Zusammenfassung der wichtigsten Punkte der präoperativen Beurteilung ist in Abbildung 13 dargestellt.

Abbildung 13: Checkliste zur Voruntersuchung für Patienten, die für eine invasive Septumreduktionstherapie in Frage kommen.

1 Einschätzung von Differenzialdiagnosen

Übergewicht

Atemwegserkrankungen

Koronare Herzkrankheit

Anämie

Schilddrüsenerkrankungen

Arrhythmien (z. B. Vorhofflimmern)

Unerwünschte Arzneimittelwirkungen

Systemische Erkrankungen (z. B. Amyloidose)

RVOTO

2 Beurteilung des Mechanismus der Obstruktion

SAM

mittventrikulär

Subaortale Membran

Aortenstenose

Anomaler Ansatz des Papillarmuskels

zusätzliches MV-Gewebe

3 Bewertung der Anatomie/Funktion der MV

MV-Prolaps

Andere intrinsische MV-Anomalien

4 Verteilungsmuster und Schweregrad der Hypertrophie beurteilen

Mindestdicke des anterioren Septums 15 mm

AF = Vorhofflimmern; MV = Mitralklappe; RVOTO = rechtsventrikuläre Ausflusstraktobstruktion; SAM = systolische anteriore Bewegung der Mitralklappe.

Empfehlungen für die Septumreduktionstherapie

Empfehlungen	Klasse	Evidenzgrad
Es wird empfohlen, dass die SRT von erfahrenen Operateuren durchgeführt wird, als Teil eines multidisziplinären Teams mit Expertise in der Behandlung der HCM.	I	C
Eine SRT zur Besserung der Symptome wird bei Patienten mit einem Ruhe- oder maximal provozierbaren LVOT-Gradienten von ≥ 50 mmHg empfohlen, die trotz maximal verträglicher medikamentöser Therapie der NYHA/Ross-Funktionsklasse III–IV angehören.	I	B
Bei Kindern mit einer Indikation für eine SRT sowie bei erwachsenen Patienten mit einer Indikation für eine SRT mit gleichzeitigem Vorliegen anderer Pathologien, die einen chirurgischen Eingriff erfordern (z. B. Mitralklappenanomalien), wird eine Septum-Myektomie anstelle einer ASA empfohlen.	I	C
Eine SRT sollte bei Patienten mit rezidivierenden Belastungssynkopen erwogen werden, die durch einen Ruhe- oder provozierbaren LVOTO-Gradienten ≥ 50 mmHg trotz optimaler medikamentöser Therapie ausgelöst werden.	IIa	C
Eine Mitralklappenrekonstruktion bzw. ein -ersatz sollte erwogen werden bei symptomatischen Patienten mit einem Ruhe- oder provozierbaren LVOTO-Gradienten von ≥ 50 mmHg und einer mittelgradigen bis schweren Mitralklappeninsuffizienz, die durch eine SRT allein nicht korrigiert werden kann.	IIa	C
Eine Mitralklappenrekonstruktion sollte bei Patienten mit einem Ruhe- oder provozierbaren LVOTO-Gradienten ≥ 50 mmHg erwogen werden, wenn nach einer isolierten Myektomie eine mittelgradige bis schwere Mitralklappeninsuffizienz vorliegt.	IIa	C

Empfehlungen für die Septumreduktionstherapie (Fortsetzung)

Empfehlungen	Klasse	Evidenzgrad
Die SRT kann in Expertenzentren mit nachweislich niedrigen Komplikationsraten bei Patienten mit leichten Symptomen (NYHA-Klasse II) erwogen werden, die auf eine medikamentöse Therapie nicht ansprechen und einen Ruhe- oder einen maximal provozierbaren Gradienten (Belastung oder Valsalva) von ≥ 50 mmHg haben und: eine mittelgradige bis schwere SAM-bedingte Mitralklappeninsuffizienz; oder Vorhofflimmern; oder eine mittelgradige bis schwere linksatriale Dilatation aufweisen.	IIb	C
Ein Mitralklappenersatz kann bei Patienten mit einem Ruhe- oder provozierbaren LVOTO-Gradienten ≥ 50 mmHg erwogen werden, wenn nach einer isolierten Myektomie eine mittelschwere bis schwere Mitralinsuffizienz vorliegt.	IIb	C
Bei Patienten mit HCM und symptomatischem Vorhofflimmern kann eine chirurgische Ablation des Vorhofflimmerns und/oder ein Verschluss des linken Vorhofohrs im Rahmen einer Septum-Myektomie erwogen werden.	IIb	C

AF = Vorhofflimmern; ASA = Alkoholseptumablation; HCM = hypertrophe Kardiomyopathie; LVOT = linksventrikulärer Ausflusstrakt; LVOTO = linksventrikuläre Ausflusstraktobstruktion; NYHA = New York Heart Association; SAM = systolische anteriore Bewegung der Mitralklappe; SRT = Septumreduktionstherapie.

Empfehlungen zur Herzschrittmachertherapie bei Patienten mit Obstruktion

Empfehlungen	Klasse	Evidenzgrad
Bei ausgewählten Pharmakotherapie-refraktären symptomatischen Patienten mit einem Ruhe- oder provozierbaren Gradienten von ≥ 50 mmHg und Sinusrhythmus, die Kontraindikationen gegen eine ASA oder Septum-Myektomie aufweisen oder ein hohes Risiko haben, nach ASA oder Septum-Myektomie einen AV-Block III° zu entwickeln, kann eine AV-sequentielle Schrittmachertherapie mit optimiertem AV-Intervall erwogen werden, um den Gradienten zu senken bzw. die Therapie mit Betablockern oder Verapamil zu ermöglichen.	IIb	C
Bei ausgewählten Pharmakotherapie-refraktären symptomatischen Patienten im Sinusrhythmus mit einem Ruhe- oder provozierbaren Gradienten von ≥ 50 mmHg und ICD-Indikation kann die Implantation eines Zweikammersystems (anstelle eines Einkammersystems) erwogen werden, um den LVOT-Gradienten zu senken bzw. die Therapie mit Betablockern oder Verapamil zu ermöglichen.	IIb	C

ASA = Alkoholseptumablation; AV = atrioventrikulär; ICD = implantierbarer Kardioverter/Defibrillator; LV = linksventrikulär; LVOTO = linksventrikuläre Ausflusstraktobstruktion.

5.1.6 Herzinsuffizienz und belastungsabhängige Brustschmerzen

Empfehlungen für belastungsabhängige Thoraxschmerzen bei Patienten ohne LVOTO

Empfehlungen	Klasse	Evidenzgrad
Betablocker und Calciumantagonisten (Verapamil oder Diltiazem) sollten zur Besserung der Symptome bei Patienten mit Angina-pectoris-artigen Brustschmerzen erwogen werden, auch wenn keine LVOTO oder KHK vorliegt.	IIa	C
Orale Nitrate können zur Besserung der Symptome bei Patienten mit Angina-pectoris-artigen Brustschmerzen, auch in Abwesenheit einer KHK erwogen werden, sofern keine LVOTO vorliegt.	IIb	C
Ranolazin kann zur Besserung der Symptome bei Patienten mit Angina-pectoris-artigen Brustschmerzen erwogen werden, auch wenn keine LVOTO oder KHK vorliegt.	IIb	C

KHK = Koronare Herzkrankkeit; LVOTO = linksventrikuläre Ausflusstraktobstruktion.

5.1.7 Prävention des plötzlichen Herztodes

Die Abschätzung des SCD-Risikos ist ein wesentlicher Bestandteil des klinischen Managements. Klinische Merkmale, die mit einem erhöhten SCD-Risiko assoziiert sind und die in früheren Leitlinien zur Risikoabschätzung verwendet wurden, sind in Tabelle 6 aufgeführt.

Tabelle 6: Wichtige klinische Merkmale, die mit einem erhöhten Risiko für einen plötzlichen Herztod einhergehen

Risikofaktor	Kommentar
Alter	› Die Auswirkung des Alters auf den SCD wurde in einer Reihe von Studien untersucht, wovon zwei Studien einen signifikanten Zusammenhang mit erhöhtem SCD-Risiko bei jüngeren Patienten zeigten. Einige Risikofaktoren scheinen bei jüngeren Patienten relevanter zu sein, vor allem NSVT, schwere LVH und ungeklärte Synkopen. › Der plötzliche Herztod ist unter 6 Jahren sehr selten. Einige Daten deuten darauf hin, dass die Häufigkeit des plötzlichen Herztodes bei HCM im Kindesalter zwischen 9 und 15 Jahren am höchsten ist; der Zusammenhang zwischen dem Alter bei der Diagnose und dem Risiko des plötzlichen Herztodes bei HCM im Kindesalter bleibt jedoch unklar.
NSVT	› Eine NSVT (definiert als ≥ 3 aufeinanderfolgende ventrikuläre Aktionen mit ≥ 120 Schlägen/min für < 30 s) tritt bei 20–30 % der Patienten während der ambulanten EKG-Überwachung auf und ist ein unabhängiger Prädiktor für einen SCD. › Es gibt keine Evidenz dafür, dass die Häufigkeit, Dauer oder Frequenz der NSVT das Risiko für SCD beeinflusst. › NSVT während oder unmittelbar nach körperlicher Belastung sind sehr selten, können jedoch mit einem erhöhten Risiko für einen SCD verbunden sein.
Maximale LV-Wand-dicke	› Der Schweregrad und das Ausmaß der mittels TTE gemessenen LVH stehen in Zusammenhang mit dem Risiko für einen SCD. › Mehrere Studien haben gezeigt, dass das größte Risiko für einen SCD bei Patienten mit einer maximalen Wanddicke von ≥ 30 mm besteht; gleichwohl gibt es nur wenige Daten für Patienten mit extremer Hypertrophie (≥ 35 mm).

Tabelle 6: Wichtige klinische Merkmale, die mit einem erhöhten Risiko für einen plötzlichen Herztod einhergehen (Fortsetzung)

Risikofaktor	Kommentar
Plötzlicher Herztod in jungem Alter in der Familie	› Wenngleich unterschiedliche Definitionen bestehen, wird die Familienanamnese für SCD in der Regel als klinisch bedeutsam angesehen, wenn ein oder mehrere Verwandte ersten Grades* im Alter von < 40 Jahren mit oder ohne HCM-Diagnose plötzlich verstorben sind, oder wenn SCD bei einem Verwandten ersten Grades* in jedem Alter mit einer etablierten HCM-Diagnose aufgetreten ist. › Eine Familienanamnese für SCD scheint kein unabhängiger Risikofaktor für SCD bei HCM im Kindesalter zu sein. Dies könnte auf eine höhere Prävalenz von de-novo-Varianten bei HCM im Kindesalter, die Einbeziehung von nicht-sarkomerischen Erkrankungen und/oder die unzureichende Angabe der Familienanamnese in pädiatrischen Kohorten zurückzuführen sein.
Synkope	› Synkopen treten bei Patienten mit HCM häufig auf, sind jedoch aufgrund multipler möglicher Ursachen schwierig zu beurteilen. › Nicht-neurokardiogene Synkopen, die nach umfassender Untersuchung ungeklärt bleiben, sind mit einem erhöhten Risiko für SCD verbunden. › Episoden innerhalb von 6 Monaten vor der Untersuchung sind möglicherweise aussagekräftiger für die Abschätzung des SCD-Risikos.
Linksatrialer Diameter	› In zahlreichen Studien wurde eine Assoziation zwischen dem LA-Diameter und SCD festgestellt. Über den Zusammenhang zwischen SCD und LA-Fläche und -Volumen liegen keine Daten vor. Die Messung des LA-Diameters ist auch für die Beurteilung des Risikos für Vorhofflimmern wichtig.

Tabelle 6: Wichtige klinische Merkmale, die mit einem erhöhten Risiko für einen plötzlichen Herztod einhergehen (Fortsetzung)

Risikofaktor	Kommentar
Obstruktion des LV-Ausfluss-traktes	› Mehrere Studien zeigen einen signifikanten Zusammenhang zwischen LVOTO und SCD-Risiko. Dennoch bleiben offene Fragen, wie die prognostische Bedeutung einer provozierbaren LVOTO und die Auswirkungen einer (medikamentösen oder invasiven) Behandlung auf den SCD. › Bei HCM im Kindesalter liegen widersprüchliche Daten über den Zusammenhang zwischen LVOTO und SCD-Risiko vor.

AF = Vorhofflimmern; b.p.m. = Schläge pro Minute; EKG = Elektrokardiogramm; HCM = hypertrophe Kardiomyopathie; LA = linker Vorhof; LV = linksventrikulär; LVH = linksventrikuläre Hypertrophie; LVOTO = linksventrikuläre Ausflusstraktobstruktion; NSVT = nicht-anhaltende Kammertachykardie; SCD = plötzlicher Herztod; TTE = transthorakale Echokardiographie.

* Abweichend vom sonstigen deutschen Sprachgebrauch sind hierin auch Geschwister eingeschlossen.

Zusätzliche Empfehlungen zur Prävention des plötzlichen Herztodes bei Patienten mit hypertropher Kardiomyopathie

Empfehlungen	Klasse	Evidenzgrad
Sekundärprävention		
Die Implantation eines ICD wird bei Patienten empfohlen, die einen plötzlichen Herztod bei VT oder VF überlebt haben oder bei denen spontane anhaltende VT zu einer hämodynamischen Beeinträchtigung führen.	I	B
Primärprävention		
Der HCM-SCD-Risikorechner wird als Methode zur Abschätzung des 5-Jahres-Risikos für einen plötzlichen Tod bei Patienten im Alter von ≥ 16 Jahren zur Primärprävention empfohlen.	I	B
Validierte, für die Pädiatrie spezifische Risikovorhersagemodelle (z. B. HCM Risk-Kids) werden als Methode zur Abschätzung des 5-Jahres-Risikos für einen plötzlichen Tod bei Patienten im Alter von < 16 Jahren zur Primärprävention empfohlen.	I	B

Zusätzliche Empfehlungen zur Prävention des plötzlichen Herztodes bei Patienten mit hypertropher Kardiomyopathie (Fortsetzung)

Empfehlungen	Klasse	Evidenzgrad
Primärprävention (Fortsetzung)		
Es wird empfohlen, das 5-Jahres-Risiko für SCD bei der Erstuntersuchung zu ermitteln und in Abständen von 1 bis 2 Jahren oder bei jeder Änderung des klinischen Zustands neu zu bewerten.	I	B
Eine ICD-Implantation sollte bei Patienten mit einem geschätzten 5-Jahres-Risiko für einen plötzlichen Tod von ≥ 6 % nach eingehender klinischer Bewertung unter Berücksichtigung des lebenslangen Komplikationsrisikos, des konkurrierenden Mortalitätsrisikos durch die Krankheit und Komorbiditäten und den Auswirkungen eines ICD auf den Lebensstil, den sozioökonomischen Status und die psychische Gesundheit erwogen werden.	IIa	B
Bei Patienten mit apikalen LV-Aneurysmen sollte die Entscheidung für einen primärprophylaktischen ICD auf der Grundlage einer Risikobewertung mit Hilfe des HCM Risk-SCD oder eines validierten pädiatrischen Risikovorhersageinstruments (z. B. HCM Risk-Kids) und nicht allein aufgrund des Vorhandenseins des Aneurysmas erwogen werden.	IIa	B
Eine ICD-Implantation kann bei einzelnen Patienten mit einem geschätzten 5-Jahres-Risiko für SCD zwischen ≥ 4 % und < 6 % nach eingehender klinischer Bewertung unter Berücksichtigung des lebenslangen Komplikationsrisikos und der Auswirkungen eines ICD auf den Lebensstil, den sozioökonomischen Status und die psychische Gesundheit erwogen werden.	IIb	B

Zusätzliche Empfehlungen zur Prävention des plötzlichen Herztodes bei Patienten mit hypertropher Kardiomyopathie (Fortsetzung)

Empfehlungen	Klasse	Evidenzgrad
Primärprävention (Fortsetzung)		
Für Patienten mit einem niedrigen geschätzten 5-Jahres-Risiko für SCD (< 4 %) kann bei Vorhandensein eines ausgedehnten LGE (≥ 15 %) in der CMR bei der gemeinsamen Entscheidungsfindung mit den Patienten eine primärprophylaktische ICD-Implantation erwogen werden, unter Berücksichtigung des Mangels an belastbaren Daten über die Auswirkungen der Narbenquantifizierung auf die personalisierten Risikoschätzungen des HCM-SCD-Risikorechner oder eines validierten pädiatrischen Modells (z. B. HCM Risk-Kids).	IIb	B
Für Patienten mit einem niedrigen geschätzten 5-Jahres-Risiko für SCD (< 4 %) kann bei Vorhandensein einer LVEF < 50 % bei der gemeinsamen Entscheidungsfindung mit den Patienten eine primärprophylaktische ICD-Implantation erwogen werden, unter Berücksichtigung des Mangels an belastbaren Daten über die Auswirkungen der systolischen Dysfunktion auf die personalisierten Risikoschätzungen des HCM-SCD-Risikorechner oder eines validierten pädiatrischen Modells (z. B. HCM Risk-Kids).	IIb	B

CMR = kardiale Magnetresonanztomographie; HCM = hypertrophe Kardiomyopathie; ICD = implantierbarer Kardioverter/Defibrillator; LGE = Late Gadolinium Enhancement; LV = linksventrikulär; LVEF = linksventrikuläre Ejektionsfraktion; SCD = plötzlicher Herztod; VF = Kammerflimmern; VT = Kammertachykardie.

Abbildung 14: **Flussdiagramm für die Implantation eines implantierbaren Kardioverter-Defibrillators.**

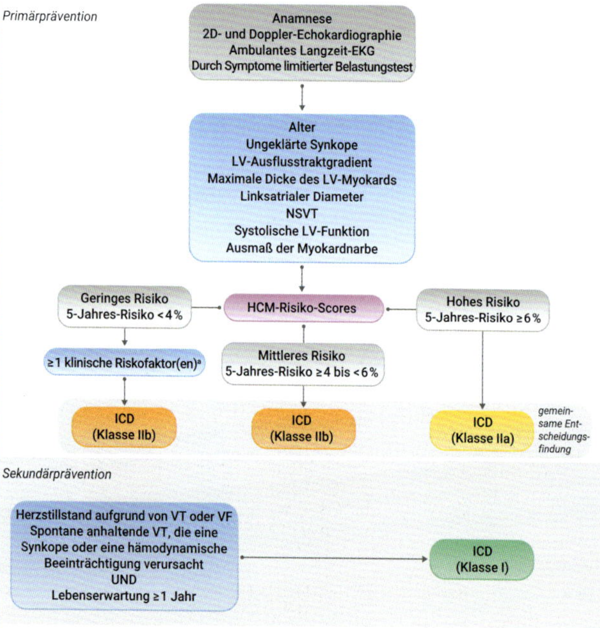

2D = 2-dimensional; CMR = kardiale Magnetresonanztomographie; EKG = Elektrokardiogramm; HCM = hypertrophe Kardiomyopathie; ICD = implantierbarer Kardioverter/Defibrillator; LGE = Late Gadolinium Enhancement; LV = linksventrikulär; LVEF = linksventrikuläre Ejektionsfraktion; NSVT = nicht-anhaltende Kammertachykardie; VF = Kammerflimmern; VT = Kammertachykardie.

[a] Klinische Risikofaktoren: ausgedehnte LGE (> 15 %) im CMR; LVEF < 50 %.

5.2 Dilatative Kardiomyopathie

5.2.1 Prävention des plötzlichen Herztodes

Tabelle 7: Hochrisiko-Genotypen und damit verbundene Prädiktoren für den plötzlichen Herztod bei Patienten mit DCM und NDLVC [3]

Gen	Jährliche SCD-Rate	Prädiktoren für SCD
LMNA	5–10 %	Geschätztes 5-Jahres-Risiko für lebensbedrohliche Arrhythmien anhand des *LMNA*-Risikoscores https://lmna-risk-vta.fr
***FLNC*-trunkierende Varianten**	5–10 %	LGE in der CMR LVEF < 45 %
TMEM43	5–10 %	Männliches Geschlecht Weibliches Geschlecht und eines der folgenden Merkmale: LVEF < 45 %, NSVT, LGE in der CMR, > 200 VES im 24h-Langzeit-EKG
PLN	3–5 %	Geschätztes 5-Jahres-Risiko für lebensbedrohliche Herzrhythmusstörungen anhand des *PLN*-Risikoscores https://plnriskcalculator.shinyapps.io/final_shiny LVEF < 45 % LGE in der CMR NSVT
DSP	3–5 %	LGE in der CMR LVEF < 45 %
RBM20	3–5 %	LGE in der CMR LVEF < 45 %

©ESC

CMR = kardiale Magnetresonanztomographie; DCM = dilatative Kardiomyopathie; DSP = Desmoplakin; EKG = Elektrokardiogramm; FLNC = Filamin C; LGE = Late Gadolinium Enhancement; LMNA = Lamin A/C; LVEF = linksventrikuläre Ejektionsfraktion; NDLVC = nicht-dilatative linksventrikuläre Kardiomyopathie; NSVT = nicht-anhaltende Kammertachykardie; PLN = Phospholamban; RMB20 = RNA-binding motif protein 20; TMEM43 = Transmembranprotein 43; VES = ventrikuläre Extrasystolen.

[3] Die angegebenen Risikokalkulatoren sind teilweise nicht als Medizinprodukt zugelassen.

Abbildung 15: Flussdiagramm für die Implantation von implantierbaren Kardioverter-Defibrillatoren bei Patienten mit dilatativer Kardiomyopathie oder nicht-dilatativer linksventrikulärer Kardiomyopathie.

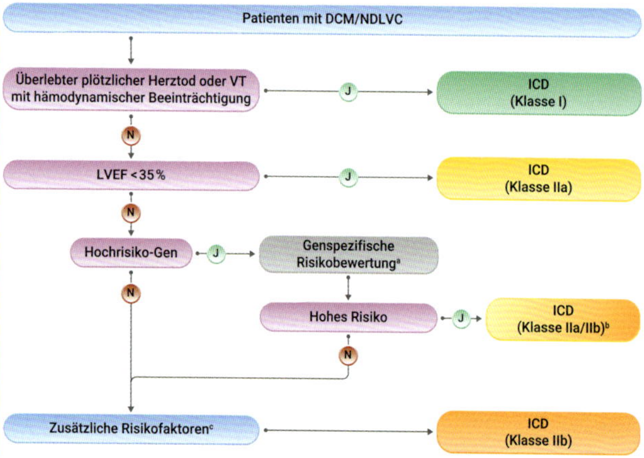

CMR = kardiale Magnetresonanztomographie; DCM = dilatative Kardiomyopathie; ICD = implantierbarer Kardioverter/Defibrillator; LGE = Late Gadolinium Enhancement; LVEF = linksventrikuläre Ejektionsfraktion; NDLVC = nicht-dilatative linksventrikuläre Kardiomyopathie; VT = Kammertachykardie.

[a] Siehe Tabelle 7.

[b] Die Empfehlungsklasse hängt vom Gen und vom Kontext ab.

[c] Zusätzliche Risikofaktoren sind Synkopen und das Vorhandensein von LGE in der CMR.

Empfehlungen für einen implantierbaren Kardioverter-Defibrillator bei Patienten mit dilatativer Kardiomyopathie

Empfehlungen	Klasse	Evidenzgrad
Sekundärprävention		
Ein ICD wird bei Patienten mit DCM und überlebtem plötzlichen Herztod oder nach hämodynamisch relevanter ventrikulärer Arrhythmie empfohlen, um das Risiko eines plötzlichen Todes und die Gesamtmortalität zu senken.	I	B
Primärepräventíon		
Bei Patienten mit DCM, symptomatischer Herzinsuffizienz und einer LVEF ≤ 35 % trotz > 3 Monaten OMT sollte ein ICD erwogen werden, um das Risiko eines plötzlichen Todes und die Gesamtmortalität zu senken.	IIa	A
Der Genotyp des Patienten sollte bei der Abschätzung des SCD-Risikos bei DCM erwogen werden.	IIa	B
Bei DCM-Patienten mit Nachweis eines Genotyps, der mit einem hohen SCD-Risiko assoziiert ist, und einer LVEF > 35 % sowie Vorliegen zusätzlicher Risikofaktoren sollte ein ICD erwogen werden.	IIa	C
Bei ausgewählten Patienten mit DCM und Nachweis eines Genotyps, der mit einem hohen SCD-Risiko assoziiert ist, und einer LVEF > 35 % ohne zusätzliche Risikofaktoren kann ein ICD erwogen werden.	IIb	C
Ein ICD kann bei Patienten mit DCM ohne Nachweis eines Genotyps, der mit einem hohen SCD-Risiko assoziiert ist, und einer LVEF > 35 % bei Vorliegen zusätzlicher Risikofaktoren erwogen werden.[a]	IIb	C

CMR = kardiale Magnetresonanztomographie; DCM = dilatative Kardiomyopathie; ICD = implantierbarer Kardioverter/Defibrillator; LGE = Late Gadolinium Enhancement; LVEF = linksventrikuläre Ejektionsfraktion; OMT = optimale medikamentöse Therapie; SCD = plötzlicher Herztod.

[a] Zusätzliche Risikofaktoren sind Synkopen und das Vorhandensein von LGE im CMR.

5.3 Nicht-dilatative linksventrikuläre Kardiomyopathie

5.3.1 Diagnose

Empfehlung für Ruhe- und Langzeit-EKG-Monitoring bei Patienten mit NDLVC		
Empfehlung	**Klasse**	**Evidenz-grad**
Eine Langzeit-EKG-Untersuchung wird bei Patienten mit NDLVC jährlich oder bei einer Veränderung des klinischen Zustands empfohlen, um die Therapie und Risikostratifizierung zu unterstützen.	I	C

EKG = Elektrokardiogramm; NDLVC = nicht-dilatative linksventrikuläre Kardiomyopathie.

Angesichts der Überschneidungen mit der DCM und der verfügbaren Daten sowie in Übereinstimmung mit den *ESC-Leitlinien 2022 für die Behandlung von Patienten mit ventrikulären Arrhythmien und die Prävention des plötzlichen Herztodes* kam die Task Force überein, dass die Empfehlungen für die ICD-Implantation zur Primärprävention bei NDLVC denen für die DCM entsprechen sollten, wobei der Evidenzgrad zwangsläufig niedriger ist.

5.3.2 Prävention des plötzlichen Herztodes

Empfehlungen für einen implantierbaren Kardioverter-Defibrillator bei Patienten mit NDLVC		
Empfehlungen	**Klasse**	**Evidenz-grad**
Sekundärprävention		
Ein ICD wird bei Patienten mit NDLVC und überlebtem plötzlichen Herztod oder nach hämodynamisch nicht tolerierter ventrikulärer Arrhythmie empfohlen, um das Risiko eines plötzlichen Todes und die Gesamtmortalität zu senken.	I	C

Empfehlungen für einen implantierbaren Kardioverter-Defibrillator bei Patienten mit NDLVC (Fortsetzung)

Empfehlungen	Klasse	Evidenzgrad
Primärprävention		
Ein ICD sollte bei Patienten mit NDLVC, Herzinsuffizienzsymptomatik und einer LVEF ≤ 35 % trotz > 3 Monaten OMT erwogen werden, um das Risiko eines plötzlichen Todes und der Gesamtmortalität zu senken.	IIa	A
Der Genotyp des Patienten sollte bei der Abschätzung des SCD-Risikos bei NDLVC berücksichtigt werden.	IIa	C
Ein ICD sollte bei Patienten mit NDLVC mit Nachweis eines Genotpys, der mit einem hohen SCD-Risiko assoziiert ist, und einer LVEF > 35 % bei Vorhandensein zusätzlicher Risikofaktoren erwogen werden (siehe Tabelle 7).	IIa	C
Ein ICD kann bei ausgewählten Patienten mit NDLVC mit einem Genotyp, der mit einem hohen SCD-Risiko assoziiert ist, und einer LVEF > 35 % ohne zusätzliche Risikofaktoren erwogen werden (siehe Tabelle 7).	IIb	C
Ein ICD kann bei Patienten mit NDLVC ohne Nachweis eines Genotpys, der mit einem hohen SCD-Risiko assoziiert ist, und einer LVEF > 35 % bei Vorliegen zusätzlicher Risikofaktoren erwogen werden.[a]	IIb	C

ICD = implantierbarer Kardioverter/Defibrillator; LVEF = linksventrikuläre Ejektionsfraktion; NDLVC = nicht-dilatative linksventrikuläre Kardiomyopathie; OMT = optimale medikamentöse Therapie; SCD = plötzlicher Herztod.

[a] Zusätzliche Risikofaktoren sind Synkopen und das Vorhandensein von LGE im CMR.

5.4 Arrhythmogene rechtsventrikuläre Kardiomyopathie

5.4.1 Diagnose

Empfehlung für Ruhe- und Langzeit-EKG-Monitoring bei Patienten mit ARVC

Empfehlung	Klasse	Evidenzgrad
Bei Patienten mit ARVC wird eine jährliche Langzeit-EKG-Untersuchung empfohlen, um Diagnose, Behandlung und Risikostratifizierung zu unterstützen.	I	C

©ESC

ARVC = arrhythmogene rechtsventrikuläre Kardiomyopathie; EKG = Elektrokardiogramm.

5.4.2 Behandlung

Empfehlungen für die antiarrhythmische Behandlung von Patienten mit ARVC

Empfehlungen	Klasse	Evidenzgrad
Eine Betablockertherapie wird bei ARVC-Patienten mit VES, NSVT und VT empfohlen.	I	C
Amiodaron sollte erwogen werden, wenn eine regelmäßige Betablocker-Therapie bei Patienten mit ARVC keine Kontrolle arrhythmiebedingter Symptome ermöglicht.	IIa	C
Flecainid sollte zusätzlich zu Betablockern erwogen werden, wenn die Behandlung mit einem einzigen Wirkstoff bei Patienten mit ARVC keine Kontrolle arrhythmiebedingter Symptome bewirkt.	IIa	C
Bei ARVC-Patienten mit unaufhörlicher VT oder häufigen adäquaten ICD-Therapieabgabe aufgrund von VT trotz medikamentöser Therapie mit Betablockern, sollte eine Katheterablation mit epikardialem Zugang unter Verwendung eines elektroanatomischen 3D-Mappings der VT erwogen werden.	IIa	C

©ESC

3D = 3-dimensional; ARVC = arrhythmogene rechtsventrikuläre Kardiomyopathie; ICD = implantierbarer Kardioverter/Defibrillator; NSVT = nicht-anhaltende Kammertachykardie; VES = ventrikuläre Extrasystolen; VT = Kammertachykardie.

5.4.3 Prävention des plötzlichen Herztodes

Die Task Force empfiehlt eine gemeinsame Entscheidungsfindung auf der Grundlage von Daten aus der Praxis sowie individuellen Präferenzen, Überzeugungen, Umständen und Werten. Evidenzlücken sollten den Patienten kommuniziert, und konkurrierende Risiken im Zusammenhang mit der Krankheit (Herzinsuffizienz, Schlaganfall), dem Alter und Komorbiditäten sowie gerätebedingte Komplikationen diskutiert werden. Der vorgeschlagene Ansatz ist in Abbildung 16 zusammengefasst.

Empfehlungen zur Prävention des plötzlichen Herztodes bei Patienten mit ARVC

Empfehlungen	Klasse	Evidenzgrad
Sekundärprävention		
Ein ICD wird bei Patienten mit ARVC und überlebten plötzlichen Herztod oder nach hämodynamisch nicht tolerierter VT empfohlen, um das Risiko des plötzlichen Todes und der Gesamtmortalität zu senken.	I	A
Ein ICD sollte bei ARVC-Patienten erwogen werden, die eine hämodynamisch tolerierte VT erlitten haben.	IIa	B
Primärprävention		
Hochrisikomerkmale[a] sollten berücksichtigt werden, um die individuelle Entscheidungsfindung für eine ICD-Implantation bei Patienten mit ARVC zu unterstützen.	IIa	B
Der aktualisierte ARVC-Risikorechner 2019 sollte bei der individuellen Entscheidungsfindung für eine ICD-Implantation bei Patienten mit ARVC erwogen werden.[b]	IIa	B

ARVC = arrhythmogene rechtsventrikuläre Kardiomyopathie; ICD = implantierbarer Kardioverter/Defibrillator; LVEF = linksventrikuläre Ejektionsfraktion; NSVT = nicht-anhaltende Kammertachykardie; PES = programmierte elektrische Kammerstimulation; RVEF = rechtsventrikuläre Ejektionsfraktion; SMVT = anhaltende monomorphe Kammertachykardie; VT = Kammertachykardie.

[a] Hochrisikomerkmale: rhythmogene Synkope, NSVT, RVEF < 40 %, LVEF < 45 %, SMVT bei PES.

[b] Siehe Langfassung der ESC Guidelines (Abschnitt 7.4.5.2) für eine Diskussion der gen-spezifischen Unterschiede in der Leistung des aktualisierten ARVC-Risikorechners 2019.

Abbildung 16: Algorithmus zur Entscheidungsfindung für implantierbare Kardioverter-Defibrillatoren bei Patienten mit ARVC.

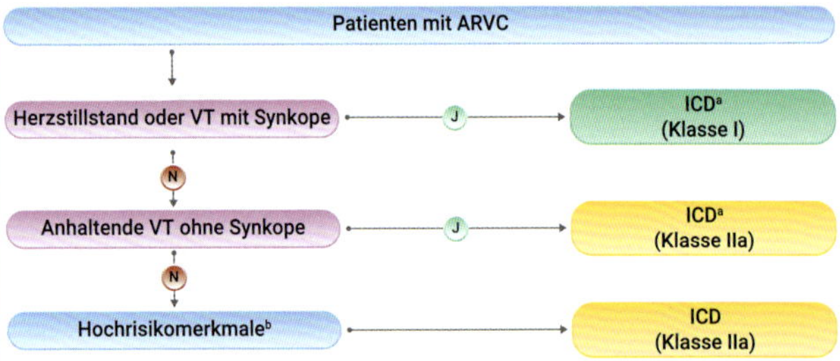

ARVC = arrhythmogene rechtsventrikuläre Kardiomyopathie; ICD = implantierbarer Kardioverter/Defibrillator; LVEF = linksventrikuläre Ejektionsfraktion; NSVT = nicht-anhaltende Kammertachykardie; PES = programmierte elektrische Kammerstimulation; RVEF = rechtsventrikuläre Ejektionsfraktion; SMVT = anhaltende monomorphe Kammertachykardie; VT = Kammertachykardie.

[a] Kliniker sollten versuchen, ventrikuläre Arrhythmien mit pharmakologischen oder invasiven antiarrhythmischen Therapien zu kontrollieren, zusätzlich zum Angebot eines ICD.

[b] Hochrisiko-Merkmale sind definiert als entweder kardiale Synkope, NSVT, RVEF < 40 %, LVEF < 45 %, SMVT bei PES oder gemäß dem aktualisierten ARVC-Risikorechner 2019.

5.5 Restriktive Kardiomyopathie

5.5.1 Behandlung

Die Vermeidung einer Herztransplantation mit alternativen Behandlungsmethoden ist ein wichtiges Ziel für alle erwachsenen und pädiatrischen Patienten mit RCM.

Eine präzise Diagnose ist auch bei genetischen Phänokopien mit verfügbaren zielgerichteten Behandlungen unerlässlich: Enzymersatztherapie für den Morbus Fabry oder Glykogenosen wie die Pompe-Krankheit; therapeutische Aderlässe für die Hämochromatose; immunsuppressive Therapeutika für die Sarkoidose; neue Biologika für systemische Krankheiten (z. B. Autoimmunerkrankungen mit Herzbeteiligung, die durch die Behandlung der Krankheit selbst rückgängig gemacht oder stabilisiert werden können); und Beseitigung der toxischen Ursachen (siehe Abbildung 17).

Empfehlungen für die Behandlung von Patienten mit RCM

Empfehlungen	Klasse	Evidenzgrad
Der Einsatz multimodaler Bildgebung wird empfohlen, um RCM von HCM oder DCM mit restriktiver Physiologie zu unterscheiden.	I	C
Die Durchführung kardialer und nicht-kardialer Basisuntersuchungen wird empfohlen, um eine Beteiligung des neuromuskulären Systems oder andere syndromale Erkrankungen festzustellen.	I	C
Eine Herzkatheteruntersuchung wird bei allen Kindern mit RCM empfohlen, um den pulmonalarteriellen Druck und den PVR bei der Diagnose und in 6–12 Monatsintervallen zu messen und Veränderungen des PVR zu beurteilen.	I	B
Ein ICD wird bei Patienten mit RCM und überlebten plötzlichen Herztod oder nach nicht tolertierten VT empfohlen, um das Risiko des plötzlichen Todes und der Gesamtmortalität zu senken.	I	C
Eine Endomyokardbiopsie sollte bei Patienten mit RCM erwogen werden, um bestimmte Diagnosen auszuschließen (einschließlich Eisenüberladung, Speicherkrankheiten, mitochondriale Zytopathien, Amyloidose und granulomatöse Myokarderkrankungen) und restriktive myofibrilläre Myopathien aufgrund von Desmin-Varianten zu diagnostizieren.	IIa	C
Eine ICD-Implantation kann bei Kindern mit RCM erwogen werden, die Anzeichen einer Myokardischämie und Synkopen aufweisen.	IIb	C

DCM = dilatative Kardiomyopathie; HCM = hypertrophe Kardiomyopathie; ICD = implantierbarer Kardioverter/Defibrillator; PVR = Pulmonalgefäßwiderstand; RCM = restriktive Kardiomyopathie; VT = Kammertachykardie.

Abbildung 17: Spektrum der restriktiven Herzkrankheiten.

Restriktive Herzkrankheiten

Intrinsische Myozyten-Dysfunktion

Genetisch
- Primäre RCM
- Varianten in Sarkomer-Zystoskelett-, Kernhüllen-, Filamin- und Titin-Genen

Speicherkrankheiten
- Desmin
- Morbus Fabry
- Danon-Erkrankung
- Glykogenosen
- *PRKAG2*-Varianten
- Eisenüberladung/ Eisenspeicherkrankheiten

Nicht-genetisch
- Medikamente (z. B. Chloroquin)

Endomyokardiale Störungen
- Endomyokardiale Fibrose
- Hypereosinophilie
- Karzinoide
- Endokardiale Fibroelastose
- Endokardiale Neoplasien
- Iatrogen/ Medikamententoxizität

Störungen der extrazellulären Matrix des Myokards

Infiltrativ
- Hyperoxalurie
- Amyloidose
- Sarkoidose

Fibrose
- Strahlentherapie
- Chemotherapie
- Systemische Sklerose
- Entzündlich/granulomatös
- Diabetische Herzkrankheit

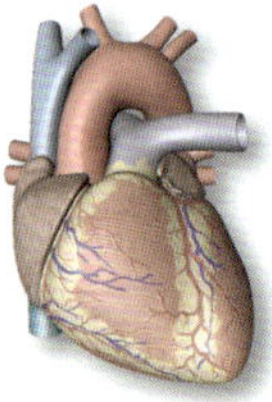

- RCM
- Myokarderkrankungen mit gelegentlicher restriktiver Physiologie, oft im Zusammenhang mit LVH

LVH = linksventrikuläre Hypertrophie; PRKAG2 = γ2-regulatorische Untereinheit der 5'AMP-aktivierten Proteinkinase; RCM = restriktive Kardiomyopathie.

Ein ausführlicheres Spektrum der restriktiven Herzkrankheit finden sich im Online-Zusatzmaterial der ESC zur Langfassung der Leitlinie (https://www.escardio.org/Guidelines/Clinical-Practice-Guidelines/Cardiomyopathy-Guidelines).

5.6 Syndromale und metabolische Kardiomyopathien

5.6.1 Morbus Fabry

Abbildung 18: Diagnostischer Algorithmus des Morbus Fabry.

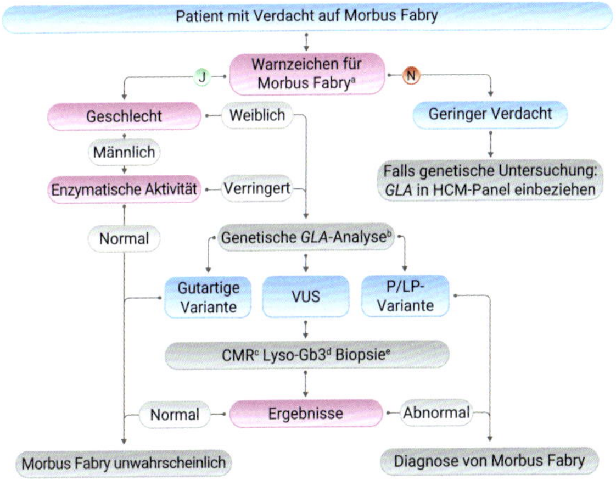

α-Gal A = alpha-Galactosidase A; CMR = kardiale Magnetresonanztomographie; Gb3 = Globotriaosylceramid; GLA = Für die α-Gal A kodierendes Gen; HCM = hypertrophe Kardiomyopathie; LVH = linksventrikuläre Hypertrophie; Lyso-Gb3 = Globotriaosylsphingosin; P/LP = pathogen/wahrscheinlich pathogen; VUS = Variante unklarer Signifikanz.

[a] Siehe Tabelle 8.

[b] Eine genetische Diagnostik muss die Untersuchung möglicher großer Deletionen oder einer mit der Sanger-Methode nicht nachweisbaren Kopienzahlvariation umfassen.

[c] Die Feststellung von erhöhtem Gb3 im Plasma und/oder Urin oder von Lyso-Gb3 und seinen Analoga im Plasma bei der Beurteilung von männlichen oder weiblichen Patienten mit einem VUS und normaler (bei weiblichen Patienten) oder verminderter α-Gal A-Aktivität liefert zusätzliche diagnostische Informationen; allerdings bedarf die Rolle von Biomarkern in diesen Patientengruppen noch einer Validierung.

[d] Niedrige native T1-Werte können den Verdacht auf das Vorliegen eines Morbus Fabry verstärken oder begründen. Normale native T1-Werte schließen das Vorliegen eines Morbus Fabry nicht aus, da sie selten auch bei unbehandelten Patienten mit leichter LVH (meist Frauen) oder aufgrund von Pseudonormalisierung bei fortgeschrittener Erkrankung beobachtet werden.

[e] Eine Endomyokardbiopsie wird empfohlen; eine Biopsie kann aber auch an anderen betroffenen Organen wie den Nieren und der Haut durchgeführt werden. Biopsien sollten von erfahrenen Pathologen ausgewertet werden und stets elektronenmikroskopische Untersuchungen umfassen, um „lamellar bodies" und intrazelluläre Einschlüsse zu erkennen. Zu beachten ist, dass einige Arzneimittel eine arzneimittelinduzierte Phospholipidose mit einer intrazellulären Anhäufung von Phospholipiden in verschiedenen Organen hervorrufen können, die elektronenmikroskopisch zwiebelschalenförmige Ceramidablagerungen („zebra bodies") nachahmen können.

Tabelle 8: Morbus Fabry – Klinische Hinweise	
Extrakardial	
Keine Weitergabe von Mann zu Mann im Stammbaum	
Nierenbeteiligung (Dialyse, Nierentransplantation) oder LVH bei Verwandten	
Neuropathische Schmerzen	
Angiokeratome	
Albuminurie	
Cornea verticillata	
Hypohidrose, Hitze-/Kälte- und Bewegungsunverträglichkeiten	
Gastrointestinale Symptome (Übelkeit, Erbrechen, unspezifische Bauchschmerzen, Obstipation, Diarrhoe)	
Hörverlust (entweder progressiv oder plötzlich), Tinnitus, Schwindel	
Kardial	
EKG	Kurzes PQ-Intervall bei jungen Patienten
	Atrioventrikulärer Block bei erwachsenen Patienten
	Bradykardie
	Chronotrope Inkompetenz
	LVH
Echokardiographie	LVH mit normaler systolischer Funktion
	Hypertrophie der Papillarmuskeln
	Verdickung der Mitral- und Aortenklappen mit leichter bis mittelgradiger Insuffizienz
	Reduzierter „global longitudinal strain"
CMR	Basal-inferolaterales late gadolinium enhancement
	Niedrige native T1-Mappingwerte (cave: „Pseudonormalisierung" in betroffenen Gebieten durch Fibrose möglich)
	Erhöhte fokale/globale T2-Mappingwerte
Labor	Erhöhtes hochsensitives Troponin Erhöhtes NT-proBNP

CMR = kardiale Magnetresonanztomographie; EKG = Elektrokardiogramm; LVH = linksventrikuläre Hypertrophie; NT-proBNP = N-terminales pro-brain natriuretisches Peptid.

5.7 Amyloidose

Abbildung 19: Screening auf eine kardiale Amyloidose.

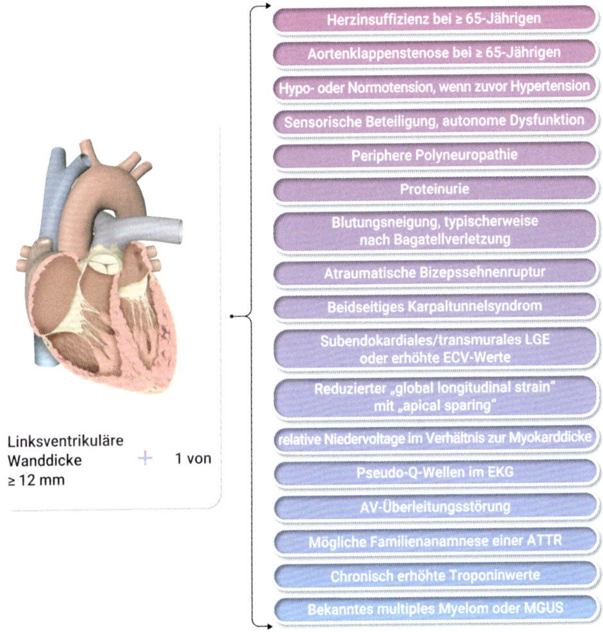

ATTR = Transthyretin-Amyloidose; AV = atrioventrikulär; ECV = extrazelluläres Volumen; EKG = Elektrokardiogramm; LGE = Late Gadolinium Enhancement; MGUS = monoklonale Gammopathie unklarer Signifikanz.

Planar- und SPECT-Szintigraphie in Verbindung mit einer Untersuchung auf monoklonale Proteine, gefolgt von CMR und/oder kardialer/extrakardialer Biopsie, falls erforderlich, ermöglichen die Diagnosestellung bei Patienten mit suggestiven Befunden und Symptomen, siehe Abbildung 20.

Abbildung 20: Diagnose der kardialen Amyloidose.

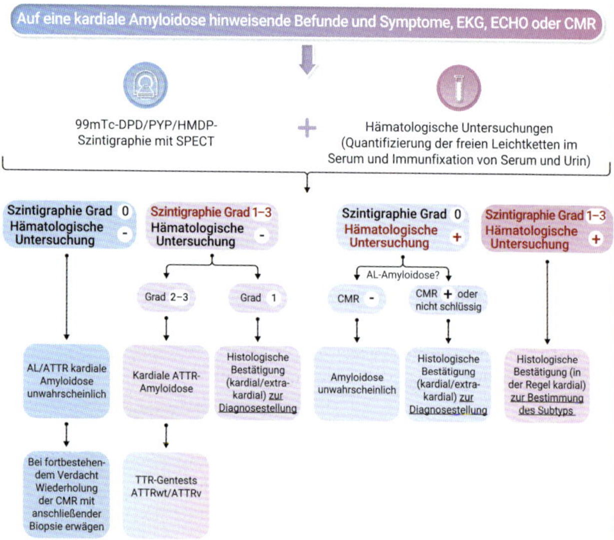

AL = Leichtketten-Amyloidose; ATTR = Transthyretin-Amyloidose; ATTRv = Variante der Transthyretin-Amyloidose; ATTRwt = Wildtyp-Transthyretin-Amyloidose; CMR = kardiale Magnetresonanztomographie; DPD = 3,3-Diphosphono-1,2-propandicarbonsäure; ECHO = Echokardiographie; EKG = Elektrokardiogramm; HMDP = Hydroxymethylendiphosphonat; PYP = Pyrophosphat; TTR = Transthyretin.

6. Weitere Empfehlungen

6.1 Empfehlungen zur körperlichen Aktivität bei Patienten mit einer Kardiomyopathie

Empfehlungen zur körperlichen Aktivität für Patienten mit einer Kardiomyopathie

Empfehlungen	Klasse	Evidenzgrad
Alle Kardiomyopathien		
Regelmäßiger Sport mit geringer bis mittlerer Intensität wird allen Patienten mit einer Kardiomyopathie empfohlen, die hierzu in der Lage sind.	I	C
Eine individuelle Risikobewertung hinsichtlich körperlicher Betätigung wird bei allen Patienten mit einer Kardiomyopathie empfohlen.	I	C
HCM		
Bei Genotyp-positiven/Phänotyp-negativen Personen sollte die Teilnahme an hochintensiver sportlicher Aktivität und Wettkampfsport, falls dies gewünscht wird, erwogen werden.	IIa	C
Bei asymptomatischen Patienten mit geringem Risiko[a] und morphologisch leichter hypertropher Kardiomyopathie können hochintensive sportliche Betätigung und Wettkampfsport erwogen werden, wenn keine Ruhe- oder provozierbare linksventrikuläre Ausflusstraktobstruktion und keine belastungsinduzierten komplexen ventrikulären Arrhythmien vorliegen.	IIb	B
Hochintensive sportliche Betätigung, einschließlich Wettkampfsport, wird bei Hochrisikopersonen und bei Patienten mit Obstruktion des linken ventrikulären Ausflusstrakts und belastungsinduzierten komplexen ventrikulären Arrhythmien nicht empfohlen.	III	C

Empfehlungen zur körperlichen Aktivität für Patienten mit einer Kardiomyopathie (Fortsetzung)		
Empfehlungen	**Klasse**	**Evidenzgrad**
ARVC		
Bei Genotyp-positiven/Phänotyp-negativen Personen in Familien mit ARVC kann ein Verzicht auf hochintensive sportliche Betätigung, einschließlich Wettkampfsport, erwogen werden.	**IIb**	**C**
Moderate und/oder hochintensive sportliche Betätigung, einschließlich Wettkampfsport, wird bei Patienten mit ARVC nicht empfohlen.	**III**	**B**
DCM und NDLVC		
Bei Genotyp-positiven und Phänotyp-negativen Personen (mit Ausnahme von pathogenen Varianten in *LMNA* und *TMEM43*), sollte moderate und hochintensive sportliche Betätigung erwogen werden, falls dies gewünscht wird.	**IIa**	**C**
Bei asymptomatischen und optimal behandelten Patienten mit einer linksventrikulären Ejektionsfraktion von ≥ 50 %, bei denen keine belastungsinduzierten komplexen Herzrhythmusstörungen vorliegen, können hochintensive sportliche Aktivitäten und Wettkampfsport erwogen werden.	**IIb**	**C**
Bei asymptomatischen und optimal behandelten Patienten mit einer linksventrikulären Ejektionsfraktion von 40–49 % kann eine mäßig intensive körperliche Betätigung erwogen werden, wenn keine belastungsinduzierten komplexen Arrhythmien vorliegen.	**IIb**	**C**
Hochintensive körperliche Betätigung, einschl. Wettkampfsport, wird bei symptomatischen Patienten und Patienten mit einer linksventrikulären Ejektionsfraktion ≤ 40 %, bei belastungsinduzierten Arrhythmien oder bei pathogenen Varianten der *LMNA* oder des *TMEM43* nicht empfohlen.	**III**	**C**

ARVC = arrhythmogene rechtsventrikuläre Kardiomyopathie; DCM = dilatative Kardiomyopathie; HCM = hypertrophe Kardiomyopathie; LMNA = Lamin A/C; NDLVC = nicht-dilatative linksventrikuläre Kardiomyopathie; TMEM43 = Transmembranprotein 43.

[a] Siehe Abschnitt 7.1.5 in der Langfassung der ESC Guidelines zur Risikobewertung im HCM.

6.2 Familienplanung und Schwangerschaft

Empfehlungen zur Familienplanung bei Patienten mit einer Kardiomyopathie

Empfehlungen	Klasse	Evidenzgrad
Eine Risikobewertung und -beratung vor der Schwangerschaft wird allen Frauen anhand der modifizierten WHO-Klassifikation des mütterlichen Risikos empfohlen.	I	C
Eine Beratung über sichere und wirksame Empfängnisverhütung wird allen Frauen im fruchtbaren Alter und ihren Partnern empfohlen.	I	C
Eine Beratung über das Risiko der Vererbung von Krankheiten wird für alle Männer und Frauen vor der Empfängnis empfohlen.	I	C
Eine vaginale Entbindung wird bei den meisten Frauen mit Kardiomyopathien empfohlen, es sei denn, es bestehen geburtshilfliche Indikationen für einen Kaiserschnitt, eine schwere Herzinsuffizienz (EF < 30 % oder NYHA-Klasse III–IV) oder schwere Obstruktionen der Ausflusstrakte, oder bei Frauen, die zum Zeitpunkt der Wehen orale Antikoagulanzien einnehmen.	I	C
Es wird empfohlen, die Medikation vor der Schwangerschaft sorgfältig auf ihre Sicherheit zu überprüfen und entsprechend der Verträglichkeit in der Schwangerschaft anzupassen.	I	C
Für Patientinnen mit Vorhofflimmern wird eine therapeutische Antikoagulation mit LMWH oder VKA je nach Stadium der Schwangerschaft empfohlen.	I	C
Die Fortführung von Betablockern sollte während der Schwangerschaft bei Frauen mit Kardiomyopathien erwogen werden, sofern der Nutzen die Risiken überwiegt, wobei das Wachstum des Fötus und der Zustand des Neugeborenen engmaschig überwacht werden sollten.	IIa	C

Empfehlungen zu Fortpflanzungsfragen bei Patienten mit einer Kardiomyopathie (Fortsetzung)		
Empfehlungen	**Klasse**	**Evidenzgrad**
Genetische Beratung und Untersuchung sollten bei Patienten mit peripartaler Kardiomyopathie erwogen werden.	**IIa**	**C**

AF = Vorhofflimmern; EF = Ejektionsfraktion; LMWH = niedermolekulares Heparin; NYHA = New York Heart Association; VKA = Vitamin-K-Antagonist(en); WHO = Weltgesundheitsorganisation.

[4] 6.3 Empfehlungen für nicht-kardiale Operationen

Empfehlungen für nicht-kardiale Operationen bei Patienten mit einer Kardiomyopathie		
Empfehlungen	**Klasse**	**Evidenzgrad**
Eine perioperative EKG-Überwachung wird für alle Patienten mit einer Kardiomyopathie empfohlen, die sich einer Operation unterziehen.	**I**	**C**
Bei Patienten mit einer Kardiomyopathie und vermuteter oder bekannter HF, bei denen eine NCS mit mittlerem oder hohem Risiko geplant ist, wird eine Re-Evaluation der LV-Funktion mittels Echokardiographie (zur Beurteilung der LVOTO bei HCM-Patienten) und eine Messung der NT-proBNP/BNP-Werte empfohlen, sofern dies nicht vor kurzem geschehen ist.	**I**	**B**
Es wird empfohlen, dass Kardiomyopathie-Patienten mit Hochrisiko-Genotypen oder assoziierten Faktoren für Arrhythmie- oder Herzinsuffizienz-Komplikationen oder schwerer LVOTO für zusätzliche spezialisierte Untersuchungen an Kardiomyopathie-Experten überwiesen werden, bevor sie sich einer elektiven NCS unterziehen.	**I**	**C**

[4] Siehe hierzu auch: Kommentar zu den Leitlinien (2022) der ESC zu nichtkardialen chirurgischen Eingriffen (NCS)
https://leitlinien.dgk.org/2023/kommentar-zu-den-leitlinien-2022-der-esc-zu-nichtkardialen-chirurgischen-eingriffen-ncs/

Empfehlungen für nicht-kardiale Operationen bei Patienten mit einer Kardiomyopathie (Fortsetzung)

Empfehlungen	Klasse	Evidenzgrad
Bei Patienten im Alter von < 65 Jahren, die einen Verwandten ersten Grades* mit einer Kardiomyopathie haben, wird unabhängig von bestehenden Symptomen empfohlen, vor der NCS ein EKG und eine TTE durchzuführen.	I	C

©ESC

EKG = Elektrokardiogramm; HCM = hypertrophe Kardiomyopathie; HF = Herzinsuffizienz; LV = linksventrikulär; LVOTO = linksventrikuläre Ausflusstraktobstruktion; NCS = nicht-kardiale Operation; NT-proBNP = N-terminales pro-brain natriuretisches Peptid; TTE = transthorakale Echokardiographie.

* Abweichend vom sonstigen deutschen Sprachgebrauch sind hierin auch Geschwister eingeschlossen.

7. Leben mit Kardiomyopathie: Ratschläge für Patienten

Die meisten Menschen mit einer Kardiomyopathie führen ein normales und produktives Leben, aber eine geringe Zahl von ihnen leidet unter erheblichen Symptomen und ist dem Risiko krankheitsbedingter Komplikationen ausgesetzt. Zu den wichtigsten Themen, die mit Patienten, Angehörigen und Betreuungspersonen besprochen werden sollten, gehören Bewegung/Sport, Ernährung und Alkoholkonsum, Rauchen, Fortpflanzung und sexuelle Aktivität, Erziehung und Schulbildung, berufliche Fragen, Versicherung und Fahrtauglichkeit. Gegebenenfalls (z. B. wenn eine Schwangerschaft in Betracht gezogen wird) sollten die Patienten an andere Fachbereiche verwiesen werden.

8. Komorbiditäten und kardiovaskuläre Risikofaktoren bei Kardiomyopathien

Empfehlung für das Management kardiovaskulärer Risikofaktoren bei Patienten mit einer Kardiomyopathie

Empfehlung	Klasse	Evidenzgrad
Die Identifizierung und Behandlung von Risikofaktoren und Begleiterkrankungen wird als integraler Bestandteil der Behandlung von Kardiomyopathie-Patienten empfohlen.	I	C

©ESC

Notizen:

Notizen:

Notizen: